你来到的世界

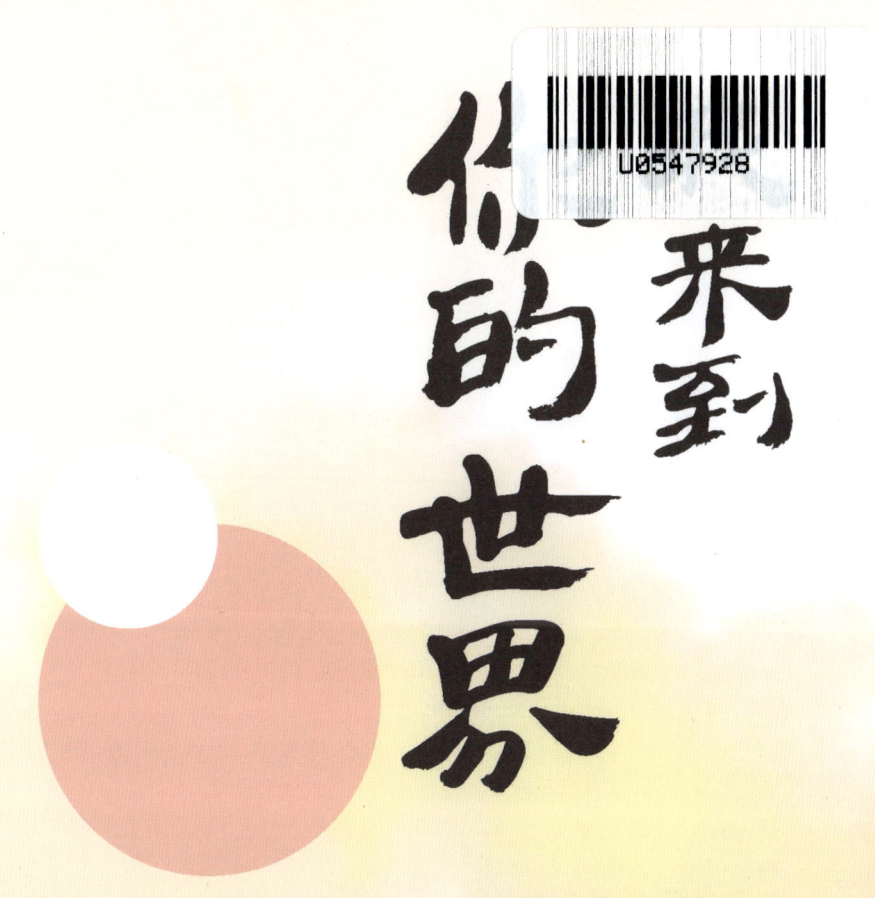

——20个早产宝宝的生命故事

北京春苗慈善基金会　编著

世界图书出版公司
上海·西安·北京·广州

图书在版编目(CIP)数据

我来到你的世界：20个早产宝宝的生命故事／北京春苗慈善基金会编著．—上海：上海世界图书出版公司，2022.7

ISBN 978-7-5192-9422-9

Ⅰ．①我… Ⅱ．①北… Ⅲ．①早产儿–哺育–基本知识 Ⅳ．①R174

中国版本图书馆CIP数据核字（2022）第019507号

书　　名	我来到你的世界——20个早产宝宝的生命故事 Wo Laidao Ni de Shijie ——20 Ge Zaochan Baobao de Shengming Gushi
编　　著	北京春苗慈善基金会
责任编辑	李　晶
插　　画	尹晓东
出版发行	上海世界图书出版公司
地　　址	上海市广中路88号9-10楼
邮　　编	200083
网　　址	http://www.wpcsh.com
经　　销	新华书店
印　　刷	杭州锦鸿数码印刷有限公司
开　　本	700 mm × 960 mm　1/16
印　　张	7
字　　数	100千字
版　　次	2022年7月第1版　2022年7月第1次印刷
书　　号	ISBN 978-7-5192-9422-9/R·617
定　　价	28.00元

版权所有　翻印必究
如发现印装质量问题，请与印刷厂联系
（质检科电话：0571-88855633）

编者名单

总策划

崔澜馨（北京春苗慈善基金会联合创办人兼秘书长）

编　者

沈　涛（中国作家协会会员）
尹丽娟（昆明市儿童医院新生儿科护士长、副主任护师）
杨　雅（北京春苗慈善基金会副秘书长）
孙语桭（北京春苗慈善基金会副秘书长）

素材提供

北京春苗慈善基金会——春苗医务社工团队（按姓氏笔画排序）

任瑞杰　刘伟雄　刘静雯　李　梦　李　淼
李迎娟　杨　典　邱　悦　陈廷霞　周　京
袁嘉慧　高　勐　郭素杰

致 谢

李正红

国际母乳与泌乳研究协会（ISRHML）执行委员会委员，儿科博士，北京协和医院儿科副主任，硕士研究生导师。

李秋平

北京医学会早产与早产儿医学分会常委，中国医师协会新生儿科医师分会副会长，硕士研究生导师。

林云峰

福建省儿童医院新生儿科兼感染科负责人，副主任医师，新生儿围生医学专科培训基地导师，硕士研究生导师。

作者介绍

北京春苗慈善基金会(简称春苗基金会)于2010年10月在北京市民政局注册成立,是具有公募资质的民间慈善组织。在2013年、2018年连续两届获评北京市5A级基金会。春苗基金会秉持"爱与专业"服务理念,探索医务社工本土服务模式,深耕困境儿童救助服务领域多年。为支持公益伙伴合法、有效、高效地参与慈善,2019年开始,春苗基金会联合公益伙伴陆续在医疗健康、乡村振兴、紧急救援、助学扶智、关爱老人等领域开展公益项目。截至2021年12月31日,春苗基金会总收入5.037亿元,总支出4.33亿元。春苗自主项目救助服务困境儿童累计达42 700人次,专项基金及联合劝募公益项目受益人超过11万人次。

春苗基金会2017年荣获2015—2017年度先进集体荣誉。中国基金会指数透明度评分中获得满分,排名第一。2018年9月发布的"中国慈善信用榜",春苗基金会凭借良好的公信力、透明度、品牌及社会影响力,在该榜单"民间筹款型慈善机构"排名第七。

推荐序 1

传播知识、传递希望

迎接新生命是让人既兴奋又幸福的事情,但当一个早产儿降临在一个家庭,早产的宝宝经历了什么?他/她的父母和家庭又经历了什么?可能是常人未曾去思考也不能想象的。1998年我成为一名儿科医生,在23年的行医经历中我救治了数不清的早产宝宝,也见证了各种人性善恶与人情冷暖,这些弱小躯体的顽强生命力让我震撼,我所能做的就是竭尽全力帮这些早产宝宝活下去。医生的本职工作是医疗行为本身,但随着年资的提高,随着跟各种各样家长的交流,我不禁要深入思考,是不是我们救活这些早产宝宝就够了,我们还能为早产宝宝、早产宝宝的爸爸妈妈做得更多吗?如何在医疗救治的同时抚慰家长的焦虑和担心,如何让家长了解更多的相关知识而成为医护人员信得过的战友,好让我们共同在孩子的成长过程中帮他们"过关斩将"?

本书传播知识、传递希望是最佳的答案,也是北京春苗慈善基金会编辑团队根据真实的早产儿家庭案例改编,每一篇都充满了正能量,这些早产宝宝们经历了重重关卡,最终逃离了死神的魔爪,令人动容。书中有倾尽全力去救妻女平安的爸爸,也有愿意用生命去换孩子健康降世的妈妈……每一个人物都是那么鲜活,每一个家庭都是那样令人钦佩,他们对生命的珍惜和敬畏让自己可以做到身处逆境却志坚不移。每个篇章的小主人公和他的家庭所经历的故事是大多数早产家庭现在和未来可能面对的，每一个故事都是一段生命的传奇，希望本书可以给予正在遭遇人生卡顿的早产儿家庭一份信心，愿这本小小的册子，能够成为日后亲子时光里的一条纽带。

很高兴北京春苗慈善基金会的公益伙伴邀请我为本书作序，这本书将给早产家庭提供科普知识、带来胜利的希望。愿更多人关注早产宝宝和他们的家庭，给予他们更多维更立体的关爱，让我们共同努力帮助更多的早产宝宝健康快乐成长。

于2021年8月31日

推荐序 2

爱与奇迹，成就未来

每当一个天使降临，人间就多了一个可爱的孩子。可是有一群调皮的小天使，因对这个世界格外好奇，所以提早收敛起小翅膀，呱呱坠入凡间，让他们的爸爸妈妈猝不及防又悲喜交集。

这些小天使便是我们口中的"早产儿"。这份早到的深情，注定他们需要历经更多的磨难，也需要人世间更多的温暖。

作为他们的父母，心理上所承受的压力是普通父母难以想象的。随着我国二胎、三胎政策全面开放，以及新生儿救治医疗水平的提升，低龄早产儿和低体重早产儿群体也将迎来一个新的增长高峰。如何提高这些早产宝宝的存活率，降低他们的致残率，如何提高家庭干预水平，降低治疗费用，如何让他们健康成长融入社会等一系列问题，不仅仅对于早产儿家庭，对于儿科医生乃至整个社会都是极大的挑战和亟须解决的课题。

每一个早产宝宝的救治过程都伴随着风险和不测，呼吸、循环、营养、体温、出血、感染、黄疸……这每一个医学名词都关乎着早产宝宝的生机，都是早产宝宝需要面对的挑战。医护团队每天除了为早产宝宝们提供专业的医疗处置和精心照料外，还在默默地为每一个暖箱里的孩子祈祷，希望这些孩子可以闯关成功。

"没有最专业，只有更专业，对专业的不断追求，就是对生命的最大尊重"。从医20余年，每当我看到那些生命微弱如黑暗中烛光的孩子，看着她们从病危到经过我们医护团队的全力救治康复出院，作为一名医者，我感叹于每一个弱小生命所创造的奇迹，更感动于无处不在的爱与温情，正是这些让我们的世界更加美好。我们有责任提供最优质的医疗服务给这些孩子，为她们的健康而不断努力，也真诚地希望社会力量可以关注到早产宝宝和她们的家庭，愿社会公众可以多一份理解、多一份包容、多一份支持，愿每一个早产宝宝都可以健康成长。

于2021年8月31日

推荐序3

坚持的希望

春苗团队跟我说正在筹备出版一本关于早产儿生命故事的书，希望我能从心外科医生、春苗基金会发起人的视角给予一些建议。在阅读完书稿中的故事后，我陷入了沉思。

如果让我为这本书定一个主题，我建议以"坚持的希望"为主题，本书中的20位小主人公虽然出生在不同的地域、出生在不同的家庭，但他们有着同一身份——早产儿。他们虽经历了不凡的磨难，但最终战胜了死神，坚强地活了下来。故事里的配角是那些为早产宝宝和他们的家庭提供服务支持的春苗医务社工和那些拥有精湛医术和仁心的医护团队。透过本书细腻的文笔，我在感动的同时还有一份欣慰，甚至还有一种链接感，我相信这是生命与生命的链接，充满了能量。

作为一名从业23年的心外科医生，我希望我的患者们都能痊愈，但是我知道疾病有自身的病理表现，不同的人即使是患同样一种疾病，因为生活习惯不同，疾病适应能力也各不相同，愈后的状况也各不相同。很多时候面对患者的咨询我也有深深的无力感，但我始终保有一份信念，那就是我要给他们一份希望。希望，是我和患者们之间永不消逝的桥梁，这就是我作为一名心外科医生的坚持与信仰。

纵观历史，任何一个重大的社会问题都不是单一个体、机构可以解决的，都需要横向、纵向、集结家庭、政府、企业及社会组织的多维联合。

  10年前，春苗初创，当时的公益氛围和环境尚未成熟，春苗基金会的诞生在当时也相当于一个"早产儿"，春苗团队所经历的种种困境和挑战，就像今天的"早产宝宝"为活下来闯关的过程。这个过程是春苗团队对生命的敬畏、是业务主管部门的关心、是爱心捐赠人的支持、是志愿者的陪伴、是公益行业前辈们的引导、是专家学者的鼓励、是社会各界的信任与包容，给春苗团队加持了披荆斩棘的勇气。10年时间，春苗基金会发展得还不错，取得了一些成绩，也获得了一些荣誉，这些成绩和荣誉的背后是春苗人独有的一种气质，这种从创办之初延续至今的气质，是"坚持"。因为"坚持"，我们相信春苗会从一粒种子发芽长成一株小苗，未来小苗还会茁壮成长，成为一棵繁茂的树；因为"坚持"，春苗人看见了希望，并且坚持去不断创造"希望"，不断去播撒"希望"的种子，帮助需求家庭看见"希望"，成为他们暗夜里前行的一束光，鼓励他们再坚持一下，再给生命一次机会；因为"坚持"，我们才会坚信黑夜终将过去，黎明一定会来！

  很多慈善组织在不同的领域中引领着中国社会的进步。春苗基金会也正在为中国公益的完善和进步而努力，希望我们也可以成为这些优秀组织的一分子。春苗经历过"早产"带来的困难和痛苦，我们坚持过来了，那些困难和痛苦未能打败我们，反而给了我们力量，让我们有了帮助他人和让世界更加美好的决心。我想这也适合早产儿，他们经历的苦难，正是成就他们的力量，前提是他们先要度过这一困难时期，进而拥有比正常儿童更可能成功的潜力。他们需要大家的帮助，而春苗的这本书，正是帮助他们渡过难关的一个重要部分。所以，我愿意称他们为"更有潜力的孩子"，这几个字也可以成为书名或副标题，请和我们一起，

推荐序 3
坚持的希望

为他们更有潜力的未来而努力。

作为春苗基金会的发起人,我见证了春苗团队从第一个孩子如何救助服务到更好地为孩子服务,再到更好更多地为孩子服务,春苗不断地在升级,从最初自己做救助服务,到联合及支持行业小伙伴一起来做服务。专业上我觉得我还能再引领 10 年,未来我希望有人能担任理事长的角色,接替我继续带领春苗前行。

我曾经跟春苗的小伙伴们说过:"有些事,不是因为有希望才坚持,而是因为坚持才有了希望。"这就是"坚持的希望"。这是春苗基金会为"早产儿"这个群体呼吁发声的初心,也非常符合春苗基金会的价值观。

春苗团队希望此书可以给当下正在经历孩子早产和遭遇迷茫的家庭传递一份信心,点燃一份希望之光。愿这 20 个鲜活的生命故事能够去慰藉那些焦虑的灵魂,愿每一个家庭都拥有健康、关爱、快乐和希望!

刘东

于 2021 年 8 月 11 日

前 言

  本书是根据北京春苗慈善基金会提供的救助案例改编的生命故事，每个小患者都有着共同的身份——早产儿。书中讲述了20个家庭（书中的人物我们都使用化名）在面对孩子早产的现实后遇到的各种挑战，他们都是普通的家庭，对孩子的到来充满着期待，孩子的早产对于他们是意外，然而更多的意外还有很多……面对高额的治疗费和孩子愈后的不确定性以及归家后的照顾和养育能力，还要承受外界很多负面的声音，是坚持治疗还是放弃治疗？对于每个家庭来说都是一个直击灵魂的拷问。万幸的是，他们都没有选择放弃，他们都坚持下来了，他们不仅给孩子第二次生命的机会，也给了自己一次作为父母成功战胜自我和周围负能量的机会。他们选择了相信，相信他们的孩子是个小勇士，一定可以披荆斩棘战胜死神，他们相信医护团队会跟他们一样全力以赴地呵护着那个弱小无助的身躯，他们相信自己作为父母的担当与使命可以接纳任何后果，哪怕失去了今生做父母的缘分，但有了这份选择，他们也会无愧于心，无怨无悔。小小的"你"来到了大大的"我"的世界，我应该怎样去面对你呢？

  其实，早产儿并不可怕，医学上对"早产儿"的定义是：胎龄不足37周以前出生的活产婴儿，身体各器官未完全发育成熟，需进行特殊照料。根据世界卫生组织（WHO）发布的《早产儿全球报告》显示，全球每年约有1 500万早产儿，超过全部新生儿的10%以上，每10个新生儿中就有1个是早产儿。其实早产儿离我们并不遥远，全球每年大约有110万例婴儿死于早产并发症。

每当一个新生命降临,都会给家庭带来新的希望,然而不是每一个小宝贝都是那么"听话"。他们就像一个魔法师,让爸爸妈妈又喜又忧,是爸爸妈妈太敏感?还是他们太"调皮"?或许看完下面的故事,您会对早产宝宝和早产家庭有全新的认知。

让我们一起走进早产宝宝的世界吧。

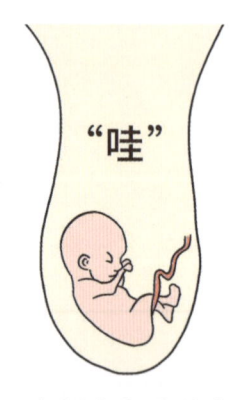

"哇"

一个新生命呱呱坠地

我和别的小宝宝不太一样
大概是急于与世界见面
早早地脱离了妈妈的子宫
大家都叫我早产儿
是提前到来的脆弱天使

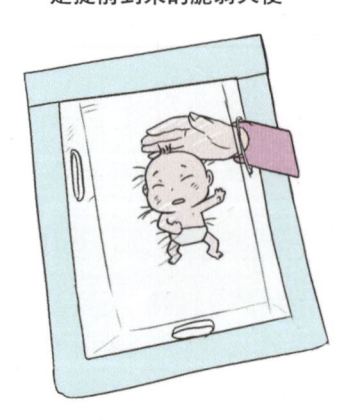

早产儿

我从一出生就很特别。和那些正常出生的哥哥姐姐们相比,我显得很弱小,有着瘦瘦的身板,小小的脑袋,纤细的胳膊腿儿,我是早到的天使。

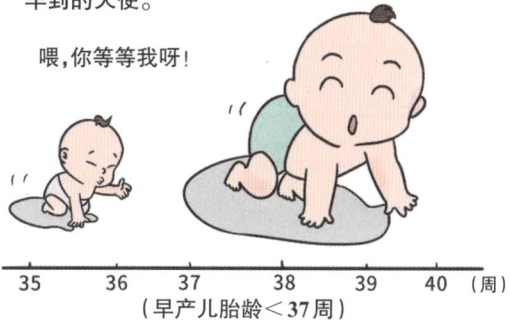

喂,你等等我呀!

35　36　37　38　39　40　(周)
(早产儿胎龄<37周)

其实我也不想这么早来到这个世界,是妈妈的身体出现了一些状况……

- 感染
- 胎膜早破
- 子宫内压过高
- 子宫颈内口关闭不全
- 子宫发育不良
- 牙周疾病
- 妊娠并发症

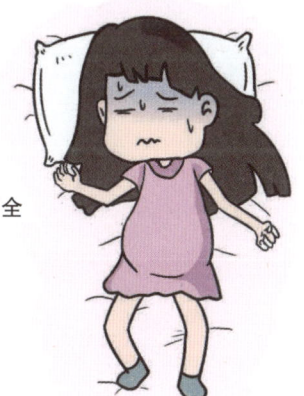

……

早产作为一种多因素综合征,其确切病因仍不清楚。据统计,约50%的早产被认为可能与环境、感染、心理、遗传、内分泌、机械刺激等多种因素有关,其余的早产仍是特发性的,具体病因不明确。

我还没好好感受新生活，
就要和这个世界的"怪兽"搏斗！

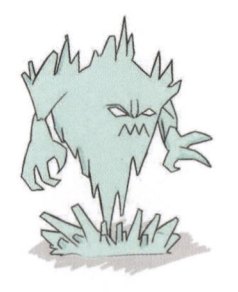

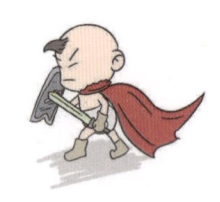

寒冷怪兽：
早产儿低体温、新生儿硬肿症、代谢性酸中毒

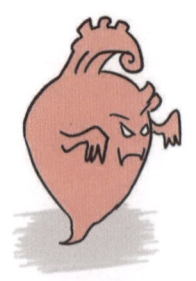

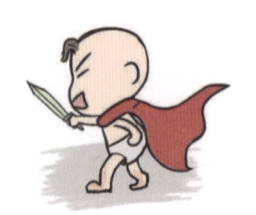

心血管怪兽：
新生儿低血压、休克、动脉导管未闭、肺动脉高压

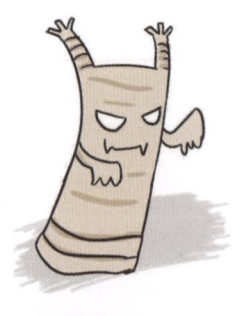

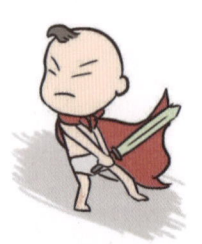

呼吸怪兽：
新生儿呼吸窘迫综合征（NRDS）、肺部感染、呼吸暂停、肺出血、气胸、慢性肺部疾病

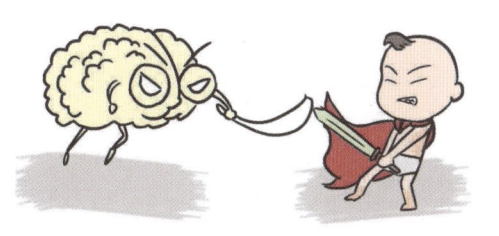

前　言

神经怪兽：
颅内出血、早产儿脑白质损伤、早产儿生长受限、神经心理发育迟缓、视听障碍

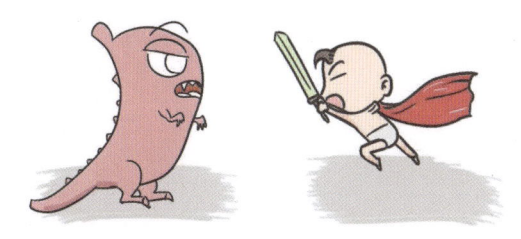

消化怪兽：
早产儿喂养不耐受、新生儿坏死性小肠结肠炎、肠道过敏、黄疸、早产儿胆汁淤积综合征、胃食管反流、糖代谢紊乱、营养不良

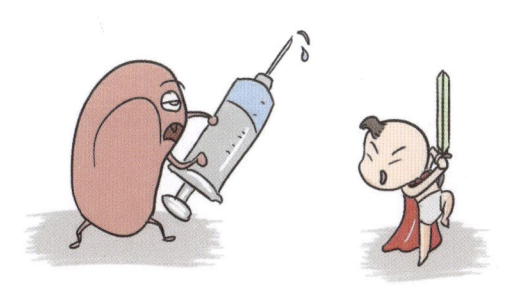

血液及免疫怪兽：
脓毒症、凝血功能障碍、早产儿贫血、血小板减少症、粒细胞缺乏

我来到你的世界——20个早产宝宝的生命故事

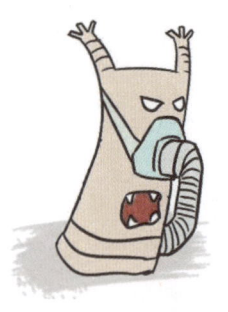

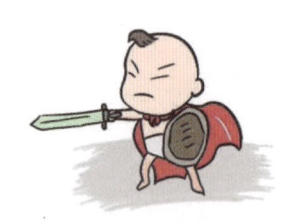

支气管肺发育不良——呼吸功能

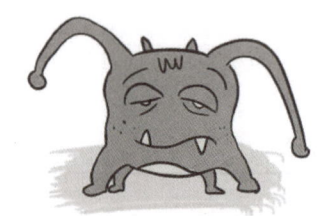

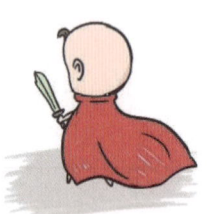

早产儿脑损伤——发育落后

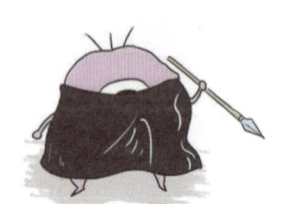

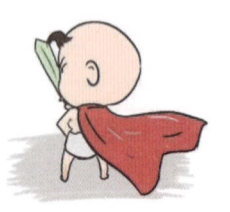

早产儿视网膜病——视力问题

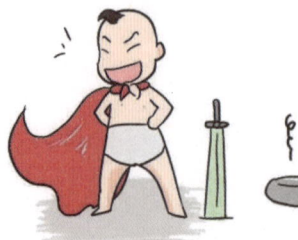

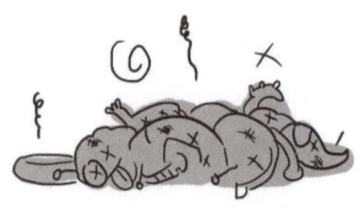

但是，最后的胜利是属于我的！

前 言

在我"打怪升级"的路上,很多叔叔阿姨给了我非常大的帮助。我不知道他们每个人叫什么,只知道他们有着统一的名字——白衣天使。他们每天认真细致地照顾我,多数时间忙得饭都顾不上吃,温柔得好像爸爸妈妈。

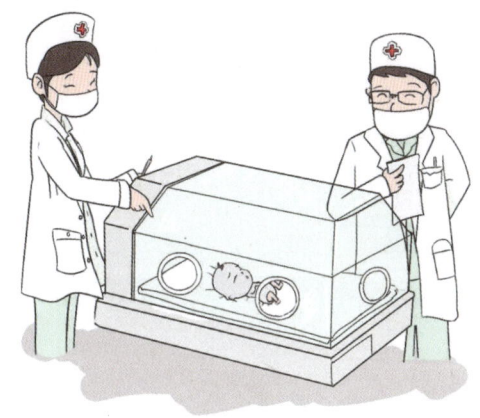

看到叔叔阿姨对我们这些小家伙的珍惜和呵护,我也充满了加油战斗的干劲。我还不会说话,只好挥挥小手小脚,向他们表示感谢!

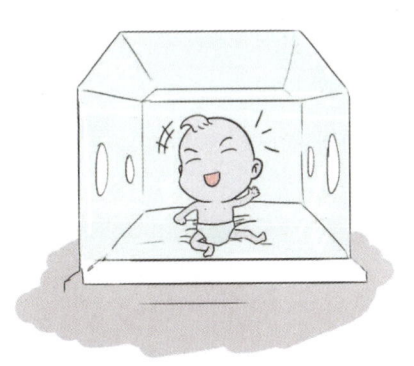

就这样,我在保育箱里待了一段时间,
有医生护士的悉心照顾,
有爸爸妈妈的耐心陪伴,
一切指标都恢复了正常,
这就说明
我要跟保育箱说再见了!

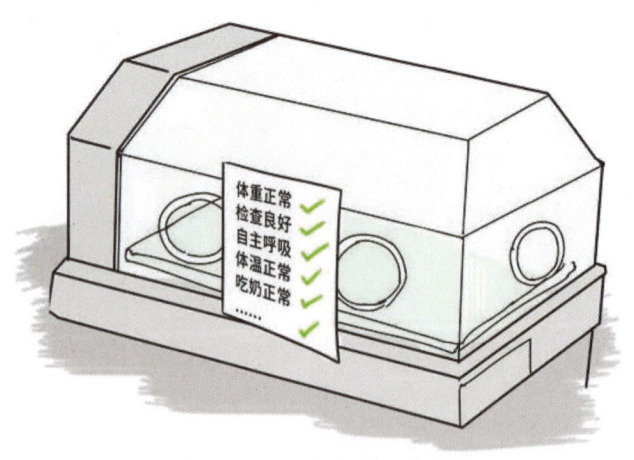

体重正常 ✓
检查良好 ✓
自主呼吸 ✓
体温正常 ✓
吃奶正常 ✓
……

我终于可以看看外面的世界了！
（生命体征不稳定的宝宝要继续待在保育箱里。）

但出来以后的我并不那么自由，
因为和那些正常的婴儿相比，
我依旧很脆弱。

听说有一种叫"袋鼠式护理"的方法很不错，

我像小袋鼠一样躲在爸爸妈妈的怀里，
被棉被或大毛巾包裹起来，
还能感受到他们的体温和心跳。

前 言

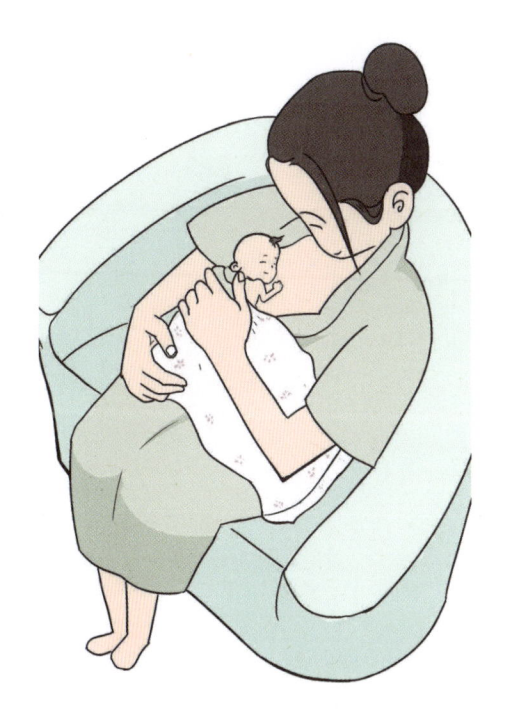

除了保温箱等护理方式外,儿科专家建议使用"袋鼠式护理"呵护早产宝宝。将早产宝宝赤裸,抱直,让宝宝趴在父母怀中,每次至少维持1~2小时,获得胎儿在子宫内的熟悉感。中途还可喂养母乳。

(袋鼠式护理也同样适用于足月宝宝,这是建立早期亲密亲子关系的一大秘密法宝。)

趴在爸爸妈妈的怀里,
让我觉得好有安全感,
每天吃好喝好睡得好。

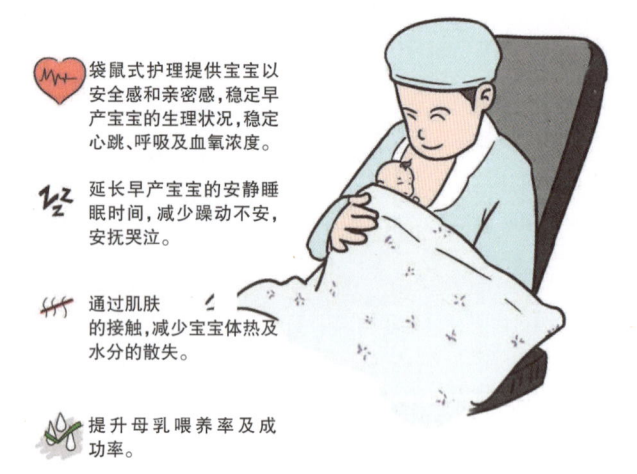

- 袋鼠式护理提供宝宝以安全感和亲密感,稳定早产宝宝的生理状况,稳定心跳、呼吸及血氧浓度。
- 延长早产宝宝的安静睡眠时间,减少躁动不安,安抚哭泣。
- 通过肌肤的接触,减少宝宝体热及水分的散失。
- 提升母乳喂养率及成功率。

娇小可怜的我,只有在满足以下的条件时才能接受袋鼠式护理。

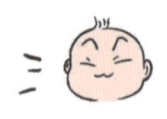

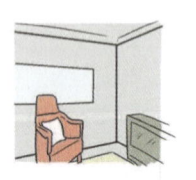

一个独立安静的空间,同时要维持恒定室温。

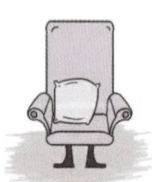

一张舒适的椅子,有靠背扶手最好,不然爸爸妈妈会累的。

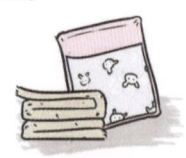

还有毛毯或小被子,我喜欢温暖的感觉。

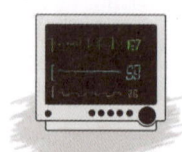

最好有生理监视器,时时监测我的生命征象。

当室内环境和工具都准备就绪了,爸爸妈妈也不能偷懒。

前言

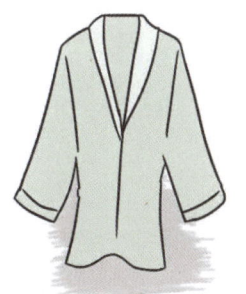

洗澡后，要穿干净、宽松、透气、吸汗的衣物。

提前上完厕所、喝完水，睡眠时间很宝贵，不要打断我的休息。

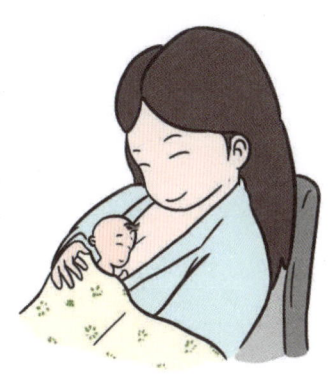

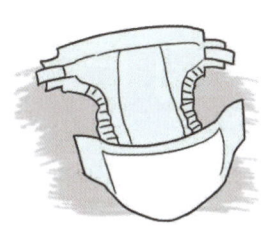

提前更换纸尿裤，这样我就可以露出较多皮肤与爸爸妈妈接触。

我还不太习惯外界的温度，所以要穿小袜子，戴上小帽子，减少体温的散失。

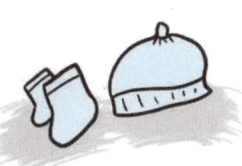

渐渐地，我在白衣天使们和爸爸妈妈的精心护理下飞快成长，现在我已经和正常婴儿一样，是一个健康的宝宝了。

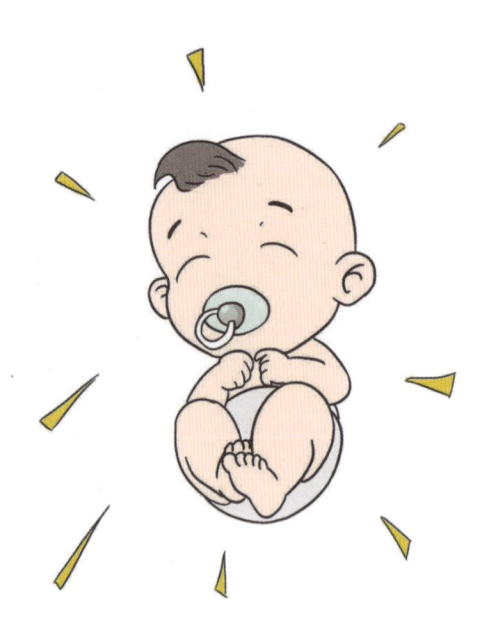

医生的话：其实早产儿离我们并不遥远，根据WHO发布的《早产儿全球报告》，全球每年约有1 500万早产儿，占全部新生儿的10%以上，即每10个新生儿中就有1个是早产儿。全球每年大约有110万例婴儿死于早产并发症。

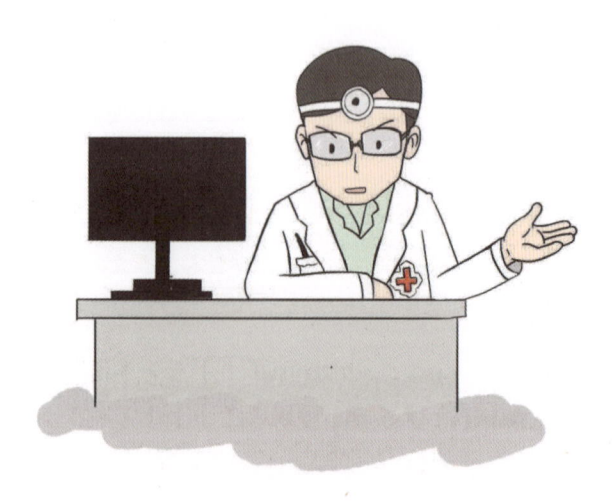

随着医学科学的不断进步，新生儿重症监护病房得到了快速的发展，近20年来我国早产儿的存活率得到了极大的提高。

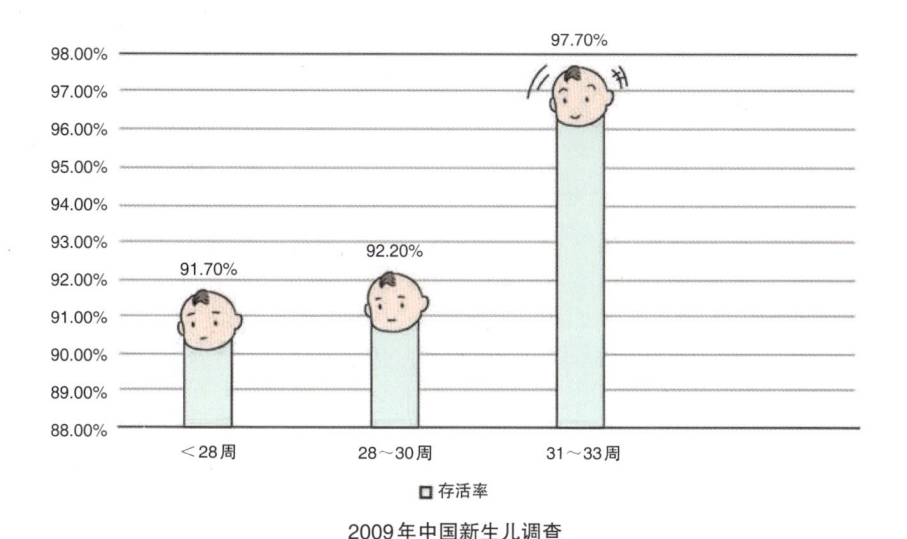

孕周	存活率
<28周	91.70%
28~30周	92.20%
31~33周	97.70%

2009年中国新生儿调查

目前我国医疗保障机制已经相对完善，早产儿护理的大部分费用都可以报销，不过，没有医保，或者非常贫困的家庭，仍然无法承担早产儿护理的高额费用。若想让更多的早产宝宝活下来，我们需要全社会形成合力，帮助困难家庭的早产宝宝通关打怪，健康升级。

走进早产宝宝的世界，我们需要给早产宝宝多点关爱，多点宽容，他们不是大人口中的"小调皮"，他们的突然到来是一个美丽的意外，每一个早产宝宝都是小勇士，他们披荆斩棘，一路闯关。

是"爱与期待"让他们活了下来，他们听见了这个世界对他们温柔的呼唤，他们战胜了病魔，重回了人间。谢谢你们，你们是这个世界上最勇敢的人，向每一个身处逆境而不放弃的早产家庭致敬，感谢你们的不放弃，给了早产宝宝生命第二次机会。

北京春苗慈善基金会于2015年6月发起"早产微宝贝紧急救助"项目，针对困境家庭早产儿、福利院早产孤儿开展相关医疗救助服务，通过资助需求家庭早产儿医疗费用，减少早产儿家庭因医疗资金问题造成的错失治疗机会从而导致死亡、遗弃等现象的发生，并与偏远地区福利院合作，为被遗弃的早产孤儿提供紧急医疗救助和特别护理服务。截止到2021年12月31日，北京春苗慈善基金会累计为早产儿群体提供救助、咨询服务23 491人次（寻求医疗资源、资金支持、生活帮助、协调医患关系使患儿得到及时有效的治疗），其中为1 986名困境家庭早产儿提供了救助及医务社工个案服务，为277名早产孤儿提供医疗救助及养育服务。

随着医保政策的完善，被遗弃的早产儿数量在不断减少，很多家庭愿陪伴早产宝宝们一起努力，见证奇迹。为"早产儿"代言，用爱发声，看到这个群体的无助和希望，和春苗团队一起帮助更多早产儿家庭走出孤岛，重建生活信心。愿每一个家庭都拥有健康、关爱、快乐和希望！

北京春苗慈善基金会

于2022年1月

目　录

1. 选择 …………………………………………… 1
2. 祈祷 …………………………………………… 5
3. 坚强 …………………………………………… 9
4. 陪伴 …………………………………………… 13
5. 奇迹 …………………………………………… 17
6. 唯一 …………………………………………… 21
7. 寻家 …………………………………………… 25
8. 坚持 …………………………………………… 29
9. 家书 …………………………………………… 33
10. 笑靥 …………………………………………… 37
11. 余生 …………………………………………… 41
12. 坚守 …………………………………………… 45

13. 仁心 ······ 49

14. 别怕 ······ 53

15. 闯关 ······ 57

16. 光明 ······ 61

17. 尽头 ······ 65

18. 换命 ······ 69

19. 章鱼 ······ 73

20. 追赶 ······ 77

1.

选 择

小患者档案

胎龄32周+4天,出生体重1 330克。

入院诊断:新生儿呼吸窘迫综合征、早产儿、极低出生体重儿、酸中毒、心肌损害、新生儿高血糖、新生儿黄疸。住院治疗36天,经过医生评估后出院。

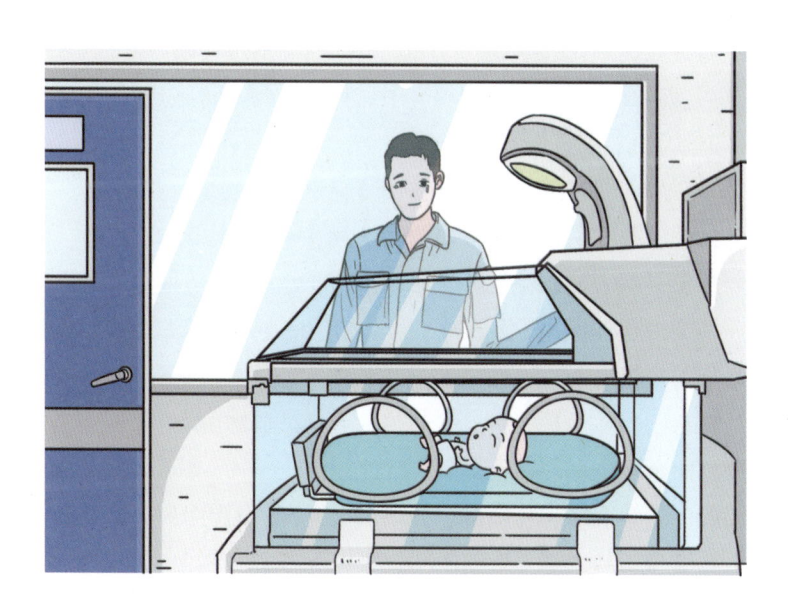

在人生的道路上，总有几个关口需要选择，有的选择是轻松的，因为即使选错了还可以重来，而有的选择却是沉重艰难的，就像电影《唐山大地震》中那个可怜的母亲一样，痛苦地选择救儿子还是救女儿……刘峰使劲揪住自己的头发，揪得头皮发痛发麻，似乎这样才能发泄心中的痛苦无奈，此刻他也面临着选择。

其实，刘峰曾对自己的生活非常满意，有一份普通的工作，有一个贤惠的妻子，再要一个健康的孩子，那人生就圆满了，他就喜欢这样"老婆孩子热炕头"的平平淡淡的生活。然而，磨难和坎坷伴随着女儿出生的喜悦接踵而来。

他的心被分成了两半，一半担心早产的女儿，一半为正在抢救的妻子揪心。才32周就出生的女儿因为新生儿呼吸窘迫综合征、极低出生体重、酸中毒、心肌损害等病情被送进了早产儿病房。妻子情况更加糟糕，由于妊娠高血压脑出血导致半身不遂，在ICU救治了整整6天才基本脱离危险。

如果说只是身心的劳累，刘峰完全可以咬牙扛过去，可是，一张又一张的医药费催缴单，就像一座座小山，压得他喘不过气来。

"小宝爸爸，你女儿的费用得交了，已经欠了5 000多元了，再不交我们……"新生儿科护士长面露难色。

"小刘师傅，我们医院已经为你妻子垫付医药费1万多元了，你还是去想想办法筹钱吧。"神经内科的医生无可奈何地说。

刘峰总是低着头，唯唯诺诺地应着。可是，他到哪里筹钱呢？他所能想到的亲戚朋友同事，都借遍了，已经到了山穷水尽的地步。难道真的要做出一个选择吗？这个念头才冒出来，他就使劲揪着头发，不断在心里咒骂自己："你真是混蛋！一边是流着自己血脉的女儿，一边是为自己生孩子而奄奄一息的妻子，能放弃谁吗？"

不能！刘峰把嘴唇咬出血了，口中顿时一股血腥味……都要救治！可是医药费呢？正在这时，ICU门口的一位患者家属，同情地对他说："你去找找记者，看看能不能发动大家为你们捐款？"

1. 选 择

刘峰抬起头，感激地点点头。不多会儿，他就拨通了当地电视台一个热线电话，下午就有一位记者来到医院找刘峰，当他听说了刘峰家的情况以后，无奈地摇摇头说："我很同情你，不过，上电视发起捐款的可能性不大……"

刘峰又一次重重地垂下头，刚刚燃起的一丝希望又一次破灭了。难道真的要做出选择吗？他无法选啊！

万般无奈之下，他拨通了一个电话，都不知道是哪个好心的患者家属给他的了，他不抱希望，只想碰碰运气。

"您好！这里是春苗基金会，有什么能够帮到您的？"电话里传来一个温柔的声音。

刘峰的泪又一次下来了，他哽咽着说："我的妻子和孩子都住院了，非常危险，我没有本事，医药费差着很多，但是，我不可能放弃他们中的任何一个，我做不了这个选择……"

"你不用选择，也不能放弃！"那个温柔的声音里听上去充满了力量，"只要我们不放弃，他们就能战胜病魔，就能活下去！你不是孤独一人在战斗，我们春苗和你在一起。"

刘峰再也忍不住了，蹲在墙角呜咽起来，心里却有了一个坚定的信念："不能放弃！我不放弃你们任何一个！"

春苗基金会医务社工为刘峰一家申请了困难补助，还定期打电话给他，询问孩子和他妻子的病情，不断给他打气加油。他的公司领导知道了这些情况以后，还在公司组织了一次募捐……在大家的帮助下，刘峰一家终于渡过了难关。

早产的女儿在保温箱里慢慢长大，身体也在慢慢恢复，能自主呼吸了，能吃东西了……刘峰隔着玻璃看着女儿手舞足蹈，流下了幸福的眼泪。

终于等到了女儿出院的这一天，刘峰抱着孩子专门去了一趟妻子住的ICU门口，他相信里面的妻子是有感应的，她知道女儿和丈夫在等她回家，一定会努力好起来的。"春苗"已经在他们一家心里种下了一棵春天的小苗。

11月中旬山西的寒风料峭,刘峰的心里却温暖如春,这一天,他抱着女儿,接上妻子,踏上了回家的路。

小知识

1. 新生儿高血糖:是指全血血糖≥7.0 mmol/L(125 mg/dl)。

2. 心肌损害:心肌酶和同工酶是诊断早期心肌损害的有效手段之一,心肌损害主要根据心肌酶的数值判断,常见的是CK及CK-MB数值,还有肌钙蛋白。新生儿出现心肌损害会有严重的心肌酶增高,心率异常等临床表现。

2.

祈 祷

小患者档案

胎龄27周+5天,出生体重670克。

入院诊断:新生儿呼吸窘迫综合征、肺出血、新生儿早发型败血症、新生儿呼吸衰竭、超早产儿、超低出生体重儿、新生儿休克、新生儿支气管肺发育不良、新生儿弥散性血管内凝血、新生儿多器官功能损害、新生儿颅内出血、新生儿消化道出血、新生儿泌尿道出血、早产儿代谢性骨病、新生儿高胆红素血症、肺动脉高压、早产儿视网膜病、脐疝、腹股沟疝、左侧肱骨骨折、新生儿甲状腺功能减低症、新生儿贫血、新生儿喂养不耐受、新生儿胆汁淤积症。

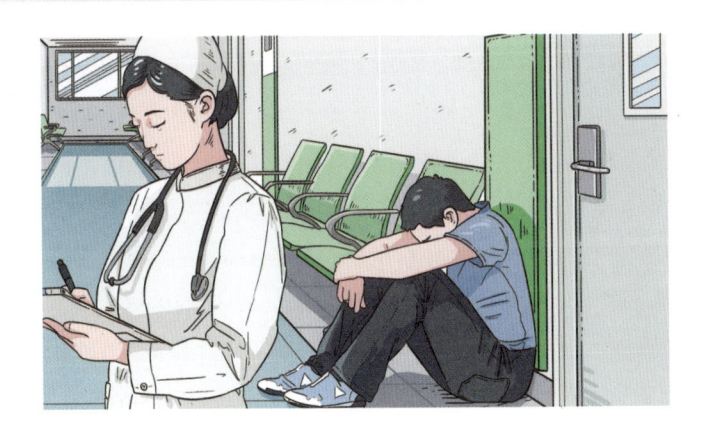

"让我们敲希望的钟啊，多少祈祷在心中……让贫穷开始去逃亡啊，快乐健康留四方，让世界找不到黑暗，幸福像花开放。"玲子在心里一遍又一遍地唱着这首流行于20世纪90年代的老歌，虔诚地在心里祈祷。玲子很赞同这样的说法："医院的墙壁听到的祈祷远比教堂里的多……"是啊，自从生下过儿，玲子便开始祈祷，也敬香拜佛，她固执地相信自己的诚心会感动苍天，老天会保佑她那个小小的儿子，会让他顺利闯过一个个关口，跑过死神。

玲子有一个简简单单却幸福美满的家，丈夫阿军是个老实人，话不多，家里家外都吃苦耐劳，他们生活在古城大理。只是，玲子的身体不太好，患有肾病综合征、高血压等多种基础疾病，不适合怀孕生子，但是，玲子太想要一个孩子了。

极度的期待给了玲子勇气，她怀孕了，全家人又高兴又担心。阿军尽心照顾玲子，陪着她小心翼翼地度过孕期的一天又一天，他们以为一切都会顺利的。可是，在胎龄27周的时候，大理的医生建议他们放弃孩子，做引产手术，因为玲子的身体状况极差，不能再保胎了，而且生下来的孩子基本无法存活。

玲子哭了，阿军紧紧搂着她，泪水也浸湿了眼眶。

"不！我们不能放弃，宝宝在我肚子里6个多月了，我舍不得啊！"玲子啜泣着说。

"我知道，我知道！"阿军说，"我们去省城吧，再给宝宝寻找机会。"

于是，他们来到了省城。在市儿童医院的帮助下，27周+5天的孩子来到了这个世界。那是怎样的一个孩子啊？主管李医生这样描述他："体重只有670克，就像一个透明的小肉球，皮肤十分娇嫩，几乎是吹弹可破，而且还有严重的早产儿肺透明膜病、肺出血等三十多种疾病……"

李医生给他起名"过儿"，希望这个多灾多难的小家伙能闯过一道道关口，平安活下来。李医生和她的同事们全心呵护救治过儿。

入院的第二天晚上，过儿出现了严重肺出血，血从气管插管里喷出来，这样持续了两三天，血氧饱和度一度降到五六十，情况非常糟糕。然

2. 祈 祷

而,李医生却看到了过儿的手使劲张开,原来,宝宝也想努力活下来!终于,在大家的努力下,过儿闯过了这一道难关。

"过儿大哭不止?怎么哄都没用。"小护士着急地向李医生求救。经过B超检查,发现他的手臂骨折了……

死神把一道又一道难关拦在过儿面前,过儿在医生护士的帮助下,顽强闯关,经过110天的努力,终于赢得了与死神的赛跑。

玲子和阿军也熬过了最痛苦揪心的日子,可以抱着过儿回家了。玲子抱着宝宝泪如雨下,夫妻俩向医护人员深深鞠了一躬,阿军真诚地说:"谢谢你们,给了我们做父母的机会!你们为我们家过儿真是操碎了心啊!"

然而,还有一道难题挡在他们面前,100多天的住院,多次手术真是一笔不小的费用,特别对于收入不高的小夫妻来说,压力很大,他们向亲戚朋友都借遍了,还没有凑够医药费。医护人员看在眼里,也跟着着急,尹护士长通过"昆明云加益爱苗社工站",为他们申请到春苗基金会的"爱苗计划"1万元和儿童医院慈善基金——儿童健康关爱项目3万元,帮助这个小家庭渡过了难关。

过儿出院的日子永远刻在了玲子和阿军的生命里。七月的省城湿润而明朗,在病房里,医护人员为过儿举办了一个特殊的送别会。大家为他准备了很多礼物,有会唱歌讲故事的"火火兔",有专属的小枕头,有用电动牙刷改装的简易震背神器……还有一个大蛋糕,上面写着"我毕业啦!"——过儿从新生儿科毕业回家啦!

也许,在过儿漫长的一生中,会经历许多次毕业典礼,但是,这一次毕业一定是最温暖、最特别、最难忘的。

也许,在过儿幼小的心灵里,不再记得竭尽全力救治他的医护人员,但是,他们为他付出的爱会陪伴守护他一辈子。

也许,在过儿的成长过程中,会参加许多次比赛,但是,与死神的赛跑一定是最顽强、最值得骄傲的,在这场比赛中,有太多的人为他付出,为他加油!

小知识

1. 新生儿肺出血：是新生儿主要的危重疾病及死亡原因之一，多发生在生后1~3天至生后一周左右。新生儿肺出血是由于新生儿肺毛细血管压力的急剧增加，造成某些肺毛细血管破裂与肺部其他原因产生大量渗出液，多发生于某些严重疾病。新生儿肺出血是新生儿科危重症，一旦发生进展较快，严重威胁患儿生命。肺出血一旦发生具有较高病死率，主要是由于肺出血本身极为严重，同时存在多种并发症。

2. 早产儿代谢性骨病：是由于早产儿先天性体内钙、磷等矿物质储备不足，生后肠外营养等因素而影响钙、磷吸收，导致骨代谢异常，出现骨矿含量减少，骨密度降低。该病可影响患儿生长乃至成年后骨骼健康，显著影响学龄期的身高，还可能是造成其晚年易发生骨质疏松症的原因之一。其诊断主要靠临床特点、血生化检测、影像学检查，应提高对该病的认识和重视，早发现、早治疗。

3. 早产儿视网膜病：是指多病因（早产、低出生体重、氧疗等）引起的视网膜血管发育异常的眼底疾病。主要发生在早产儿及低出生体重儿身上。该病是世界范围内新生儿致盲的首要原因，约占儿童致盲原因的6%~18%。尽管绝大部分早产儿视网膜病可自行退化，但仍有部分早产儿可进展为较严重的早产儿视网膜病，导致患儿失明。

3.

坚　强

小患者档案

胎龄不详,入院体重1 230克。

入院诊断:极低出生体重儿、新生儿颅内出血、呼吸暂停、感染、肝功能受损。

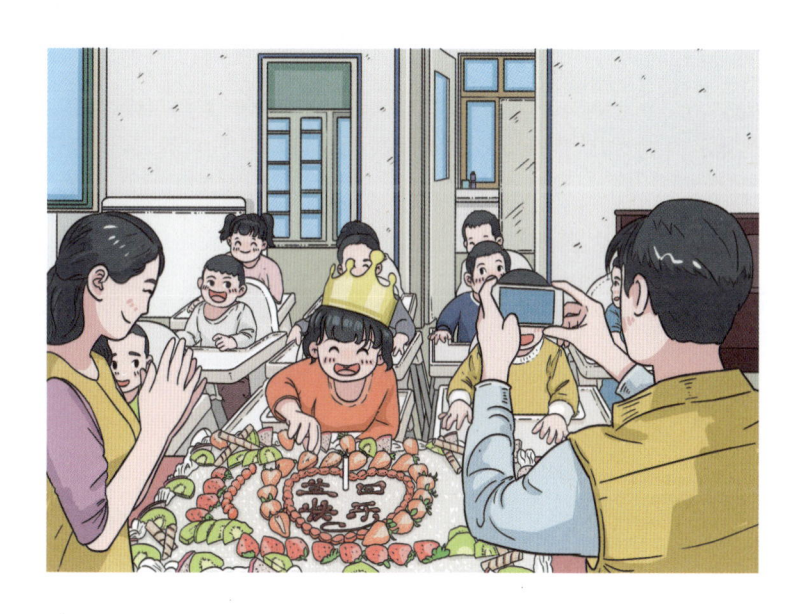

小小的萱萱经历了22天重症监护治疗后终于平安出院了,来接她的并不是她的父母,而是一位叫陈晨的漂亮温柔的小姐姐,她抱着,不,应该是小心翼翼地捧着萱萱,回到"春苗儿童成长基地",这里将是萱萱的家。

陈晨坐在车上,看着怀中的萱萱,心疼不已,萱萱的遭遇如放电影一般在陈晨的脑海里浮现。记得20多天前,陈晨走在回家的路上,手机响了,是李主任打来的:"陈晨,你赶快去市人民医院妇产科,有一个弃婴需要我们处理,我还在外地赶不回来……记住了,竭尽全力救活孩子……"

陈晨马上冲进地铁站,正值晚高峰,街上正在大堵车,还好到市人民医院有地铁。

陈晨救助过好些早产儿,但每一次看到都会心疼他们。这些早产的孩子跟足月孩子比起来实在太孱弱了,随时都可能离去,可是,从他们嘤嘤的啼哭声中,从努力睁开的双眼中,似乎又透出对生存强烈的渴望。真的!他们的身体里都藏着一份坚强。

尽管做好了心理准备,但见到那小猫似的婴儿时,陈晨还是被吓了一跳。那张小小的脸太像小猴子了,眼睛、鼻子、嘴巴挤在黑黄干巴的脸上,陈晨不由地伸出手掌看了看,深深叹了一口气,唉!这小脸还不及自己的手掌大。

"这孩子得马上送新生儿重症监护室,我们主任说了,尽量减免一部分医药费……"医生的话还没有说完,陈晨就马上表态:"剩余的部分我们基金会想办法,一定要救救她。"

"那当然,这是我们的职责哦。"医生冲陈晨笑笑,"你给起个名吧。"

陈晨沉思了一会儿,说:"萱草虽微花,孤秀自能拔。就叫萱萱吧,她现在很微小,以后一定会亭亭玉立的。"

医生赞许地点点头:"真是一个好名字,也希望她有一段好的人生。"

萱萱是被人半夜扔在妇产科走道的长椅上的,保卫科调看了监控,还原了事情,产妇在卫生间生下孩子,男人放到了椅子上,就扶着产妇迅速离开了,两人都戴着口罩和帽子,根本看不清脸,他们是存心抛弃孩子的。

3. 坚 强

"到了，陈晨。"司机打断了陈晨的回忆，她对怀中的萱萱轻轻地说："宝宝，我们到家了。"

在"春苗儿童成长基地"，萱萱开启了新的人生。陈晨把她交给经验丰富的李阿姨照顾。李阿姨接过萱萱，再也不忍心也不舍得放下，温暖的怀抱对于早产儿来说是非常重要的，给宝宝带来安全与舒适。基地的护士24小时为萱萱监测血氧心率，每天测量生长指标，宝宝的一点点进步都让大家兴奋不已。

早产宝宝的吮吸能力很弱，基地的工作人员根据她的生长情况随时调整养护方案：选用合适的奶粉、制订喂养量、设定睡觉时间，就连阿姨抱的姿势都很有讲究。刚刚来到基地那几天，萱萱只能依靠鼻饲进食，慢慢地自己可以吃一点点，然后逐渐脱离鼻饲喂养，直至完全可以自主进食。"萱萱，你真是一个坚强的小家伙！"看着萱萱的进步，李阿姨竟有些热泪盈眶。

"宝宝，我们做抚触啦。"李阿姨放着欢快的儿童乐曲，把萱萱放到大地垫上，一边念一边帮助萱萱做抚触："小脸蛋真可爱，阿姨摸摸更好看；小耳朵拉一拉，阿姨说话宝宝乐；伸伸小胳膊，宝宝灵巧又活泼；搓搓小手臂，宝宝长大有力气；小肚皮软绵绵，宝宝笑得甜又甜……"

萱萱可喜欢做抚触了，用眼神和李阿姨交流，嘴里还会发出"噢、哦……"的声音。在大家的精心照顾下，萱萱长成了一个漂亮温柔的小丫头，快满周岁的她有68厘米，7 520克，不仅能独立坐，还可以扶着走几步了，她不喜欢陌生人，随时随地黏着李阿姨，见到陈晨也会马上扑过去撒娇求抱抱。

萱萱过周岁生日了，陈晨给她买了一个漂亮的大蛋糕，大家为她唱生日歌，萱萱开心地和着节奏，然后她用小手摸摸蛋糕上的奶油，又摸摸水果，突然抓起来往嘴里塞，把大家都逗乐了……

看着这一切，陈晨眼睛发热，这还是一年前那个只有巴掌大的宝宝吗？她已经彻底蜕变了，因为有爱的呵护，还有早产儿骨子里的那份坚强。

小知识

1. 新生儿颅内出血：是一种常见的脑损伤，系由早产、围生期窒息、产伤等因素引起，严重者可有神经系统后遗症。临床上轻者可无表现，也可出现激惹、烦躁不安、惊厥等，极少数严重者可表现为意识障碍等。

2. 新生儿呼吸暂停：是指呼吸停止时间＞20秒，伴有心率减慢＜100次/分或出现青紫、血氧饱和度降低。

4. 陪 伴

> **小患者档案**
>
> 胎龄28周+6天，出生体重1 300克。
> 入院诊断：新生儿呼吸窘迫综合征、新生儿早发型脓毒症、动脉导管未闭、低钾血症、乳酸性酸中毒、新生儿高血糖、新生儿高胆红血症。

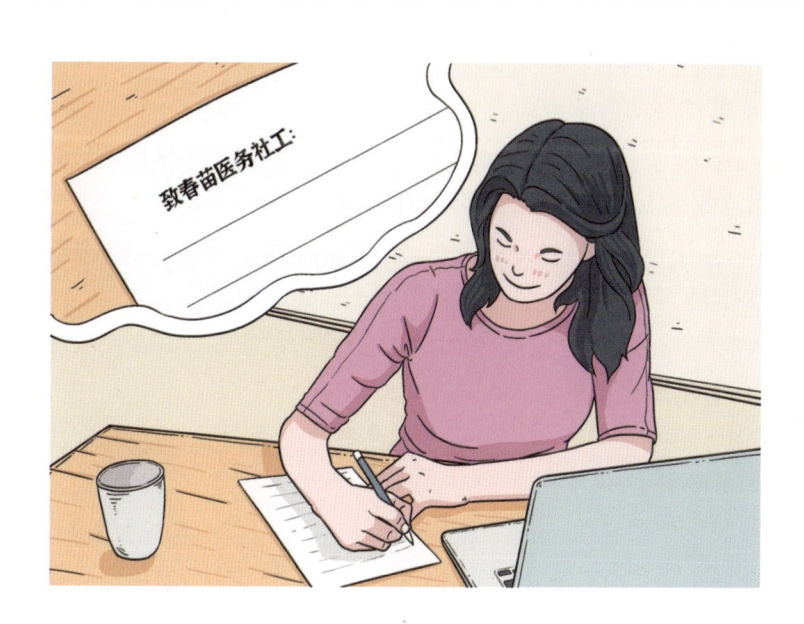

致春苗医务社工：

陪伴是最长情的告白,对于这句深情的话,甜爸和甜妈有着最深切的体验,他们常常挂在嘴边的话就是:"没有'春苗'的陪伴,就没有我们家甜甜健康的身体,也就没有我们这个家。"

春苗医务社工小悦在妇产科外遇见甜妈。小悦刚刚和一位早产儿妈妈沟通结束,就看到甜妈,她全身水肿,脸色蜡黄,瘫坐在走道的长凳上不停地喘息,看上去很难受。出于职业的本能,小悦连忙走过去蹲下身问:"你不舒服吗?我能帮你做什么吗?"

孕妇抬起眼睛看了小悦一眼,又闭上了,仿佛睁开眼睛都很艰难,然后轻轻地摇摇头,显出痛苦的神情。小悦看着她的大肚子又问:"几个月了?快生了吧?"

孕妇依然闭着眼睛不搭理小悦,突然,她干呕起来,抓着凳子靠背想站起来,小悦连忙扶住她,她无力地指了指卫生间,小悦知道她想吐,搀扶着她走过去,可刚走几步,她就忍不住"哇——"的吐到了走道上,旁边的几个人都惊叫着避开,甚至还有一个年轻姑娘满脸嫌弃地嘀咕:"哎呀呀——怎么在这里吐?前面就是卫生间。"

小悦不快地回敬她:"你没有看到她行动不方便吗?"

小悦轻轻拍着孕妇的后背,安慰道:"不着急,我一会儿清理。"她扶着她坐下,然后找来工具把走道打扫干净。孕妇感激地拉着她的手,说:"谢谢你!医生让我住院,我老公回去筹钱了……"

"快生了吗?我看你的脚很肿,是不是不舒服?"其实,她不仅脚肿,是全身都肿,只是小悦不想说那么严重增加她的负担。

孕妇摇摇头,痛苦地说:"我才32周,医生说我是妊娠高血压,属于重度子痫期,刚刚量血压,高压有180 mmHg……"

"呀!这也太高了,"小悦说,"你不要再动了,我去帮你找个盆,想吐也不要起来了……"

孕妇突然哭起来:"我已经寸步难行了,家门口的几级台阶都下不来……我头痛、眼花、胸闷,难受死了……别人怀孕为什么舒舒服服、快快乐乐的?我怎么要遭这么多罪啊?"

4. 陪 伴

小悦拉着她的手,不断平复她的情绪:"你血压高,不能激动,做妈妈当然要经历一些痛苦了,不然怎么会说母亲是最伟大的呢?是不是?你已经是一个伟大的准妈妈了。"

孕妇却说:"我不想要这个孩子了,怀孕太痛苦了,我不想要这个孩子了,而且,吃药打针,这样的孩子生出来也不会健康……"

小悦急了,作为一名医务社工,她最害怕的事情就是孕妇放弃胎儿,还有产妇放弃早产儿。她连忙搂住孕妇,抚摸着她的背,岔开了话题:"你们给宝宝起名了吗?好多孕妇都喜欢给肚子里的宝宝起个小名。"

"起了,才知道怀孕的时候我老公就起了。"孕妇点点头,"他说叫甜甜,他喜欢闺女,我说万一是男孩也叫甜甜吗?他说他有预感,不可能是男孩,你说他可笑不?"

说起孩子,孕妇的脸上终于露出幸福的神情——这就是女人母性的本能吧。小悦连忙继续这个话题:"我倒觉得你老公的预测很准确的,看你的肚子也像女孩,一定会是一个漂亮的小闺女。还有,以后我就叫你甜妈,怎么样?你住院吧,听医生的,现在科学这么发达,只要不放弃就有希望。"

"嗯嗯,我就是甜妈,我老公就是甜爸,我们会有一份甜甜的生活的,是不是?"甜妈眼里有了光——希望之光。

然而,一切并没有如大家希望的那么顺利,甜妈住院了,情况不容乐观,医生建议剖宫产。

孕32周,小甜甜提前来到了这个世界上,只有850克,和她的出生证——A4纸一样长。早产、低体重,意味着小甜甜的发育完全没有跟上,一些可怕的并发症接踵而来:新生儿呼吸窘迫症、新生儿早发型脓毒症、动脉导管未闭、低钾血症……新生儿科的医生护士对小甜甜精心救治和护理,小悦也一直陪伴着甜妈,大家一起共同陪伴宝宝闯过了呼吸关、感染关、喂养关……小甜甜终于治愈出院了。

小悦并没有因为甜甜出院而停止对他们的服务,而是继续陪伴他们,帮助甜甜复查,及时指导甜爸甜妈喂养……

两年过去了,甜甜已经长成一个健康漂亮的小姑娘,小悦也成了他们一家人永远的朋友。

小知识

新生儿呼吸窘迫综合征:也叫肺透明膜病,是由于肺表面活性物质缺乏引起的肺不张、肺毛细血管-肺间质高渗透性疾病,主要表现为出生后出现呼吸窘迫并逐渐加重的临床综合征。临床表现为呼吸窘迫、鼻翼翕动、呻吟,属于一种新生儿疾病,主要通过药物及呼吸机治疗。

5. 奇 迹

小患者档案

胎龄26周,出生体重610克。

入院诊断:超低出生体重儿、新生儿坏死性小肠结肠炎、低钙血症、低钾血症、新生儿黄疸、新生儿贫血、新生儿感染。

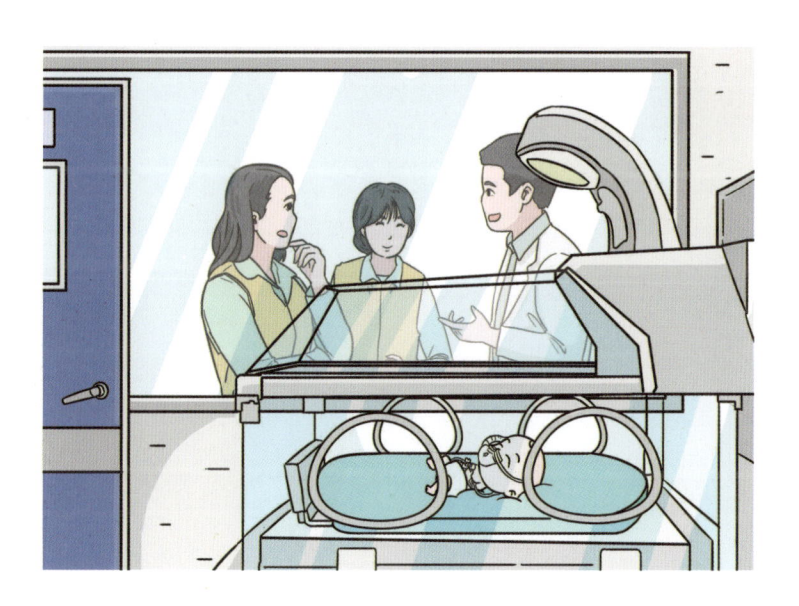

我来到你的世界——20个早产宝宝的生命故事

护士阿姨经常说,我们是奇迹,是生命的奇迹。刚开始的时候,我不知道什么是奇迹,后来,从医生伯伯和护士阿姨的对话中,我了解到了,奇迹是极难做到的、不同寻常的事情,大家把这个词语用到我们身上,是为了说明我们活下来真的好难好难。

我叫小兰,还有一个名字是"拇指姑娘",我住在新生儿重症监护室里,我的左边住着"巴掌宝宝"小雨,右边住着"豌豆公主"可可。小雨最先住进来,所以见多识广,我们有疑问就请教他。他说他刚住进来的时候特别瘦,医生伯伯的大手掌能轻而易举地把他包裹起来,所以他才得名"巴掌宝宝"。可可比我早进来一个星期,她很脆弱娇气,一不小心就会受伤,就像一颗易碎的小豌豆一样,所以成了大家眼中的"豌豆公主"。介绍完了他们俩,现在该自我介绍了,我是一个性急的宝宝,早早离开妈妈温暖的子宫来到这个世界上,我太轻了,只有610克,是当时我所在的医院最轻的早产宝宝,一个手掌就可以把我托起来,仿佛粗壮的大拇指都可以跟我的头媲美,大家也会叫我"拇指姑娘"。

夜深了,我有些难受,忍不住哼唧起来,可可关心地问我:"小兰,你怎么了?要不要请护士阿姨来帮你看看?"

"我来叫,我来叫!"小雨说着就大声哭起来,真的把护士阿姨引来了,我也跟着他哭起来,只是我的哭声远远没有他的洪亮。

护士阿姨小心翼翼地帮我们弄弄身上的管子,换换尿不湿,我觉得好受了很多,就停止了哭泣。护士阿姨这才放心地离开了。

"小兰,我告诉你啊,你不舒服是正常的。"小雨说,"因为我们是调皮的孩子,我们不好好待在妈妈肚子里长身体,而是早早跑到世界上,所以啊,我们身体的各项功能发育还没完全,免疫力低下,还会常常伴随着并发症……我们的生命经常受到病魔大坏蛋的威胁。"

"我们不怕病魔大坏蛋,我们一定要打败它!"可可说,她的语气透着坚定,给我一种力量,我也要像他们一样,战胜病魔大坏蛋的!我们都是坚强的好宝宝。

小雨还告诉我们,为了帮助我们快快长大,医生伯伯护士阿姨可尽

5. 奇 迹

心了,还有许多好心人也在关心爱护我们。

"你觉得今天的纸尿裤穿着舒服吗?"可可问我。

她不说我还没注意呢,真的挺舒服的。

她告诉我:"这可是专门为我们早产宝宝制作的尿不湿。"

"哇!我们的专用哎。"我高兴极了,想抬起手舞动一下,可是我的小胳膊还好无力,不过我不灰心,只要我好好吃奶好好睡觉,不久的将来一定能够手舞足蹈的。

一天傍晚的时候,护士阿姨给他俩照了相,为什么不给躺在中间的我照,我想不明白,等会儿问问见多识广的小雨,他一定知道的。照完相,护士阿姨轻轻叹了一口气,自言自语地说:"唉——这些叫作'等待的故事',每天都在医院里上演。"

等待的故事是讲什么的?好听吗?我可喜欢听故事了,所以我迫不及待地问小雨:"你知道等待的故事讲什么吗?"

不等小雨回答,可可就抢着说:"我知道啊,就是我们的爸爸妈妈在外面等我们回家。他们可想我们了,我爸爸说,这份等待实在太漫长了……"

"你别吹牛了。"小雨打断了她的话,"你听到你爸爸说话了?我妈妈每天都让护士阿姨给我拍照,她要看我呢,我爸爸每天都要问:我家小雨有没有脱离危险?肺部感染有没有好些?这是护士阿姨告诉我的哦。"

"我、我……也是护士阿姨告诉我的。"可可不服气地说,"那天你没听到吗?护士阿姨说,我妈妈生我难产都没掉一滴眼泪,可是看到我身上插满管子的照片就泣不成声了,我爸爸也哭了呢……"

我沉默着,我不知道爸爸妈妈是谁,可能是因为我太小了——可能是当时最轻的早产宝宝嘛,他们没有发现我,就走了。所以,在新生儿重症监护室的外面,没有人惦记我!

不过呀,第二天我心中的阴霾就被护士阿姨的一席话驱赶得无影无踪。她跟医生伯伯说:"林医生,小兰真不错哦,慢慢在追赶别的宝宝了。

还有，别看她找不到父母，可是关心她的人可多了，春苗基金会的工作人员每天要问几遍……"

我也是有人爱的宝宝哦！也有一个温馨的家等着我出院，所以，我要努力长体重，争取早日恢复健康，早日出院。

小知识

1. 新生儿坏死性小肠结肠炎：肠黏膜甚至肠深层因多种原因缺血缺氧导致坏死。主要在早产儿或患病的新生儿中发生，以呕吐、腹胀、便血为主要症状。严重者发生DIC或肠穿孔而死亡。

2. 低钙血症：是新生儿期常见的临床及实验室异常，新生儿低钙血症的定义为血清钙低于1.8 mmol/L（7.0 mg/dl）。主要表现为神经肌肉兴奋性增高，表现为震颤、易惊、尖叫、惊厥、伸肌张力增高或喉喘鸣，因胃肠平滑肌痉挛引起严重的呕吐、便血和肠梗阻。

3. 低钾血症：血清钾＜3.5 mmol/L，称为低钾血症。低钾血症可以引起心律失常、肠麻痹、肾浓缩功能和新生儿反应低下。

6.

唯 一

小患者档案

胎龄24周+6天,出生体重:520克。

入院诊断:支气管肺发育不良、超早产、呼吸窘迫综合征、败血症、肺炎、动脉导管未闭、颅内出血、胆汁淤积。

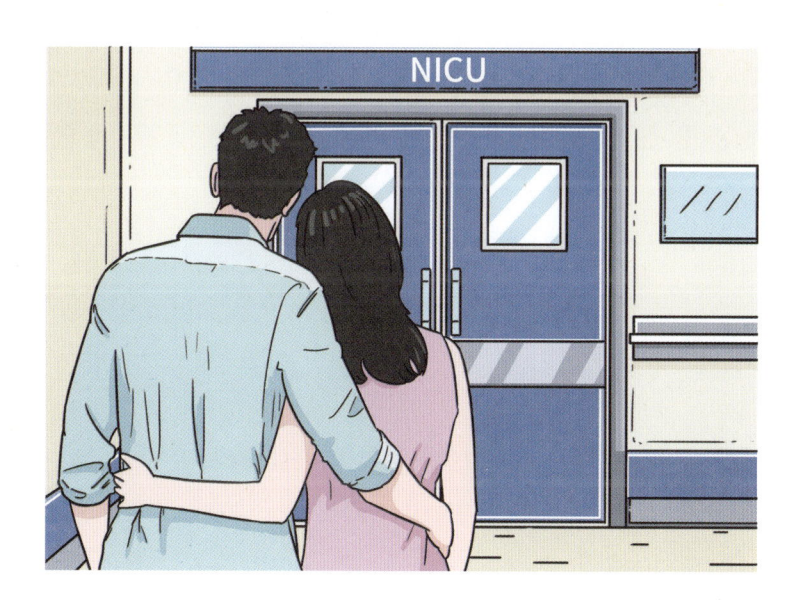

> 夜很黑,心很痛,还好有你——无论多难,我们一起走,你是爸爸妈妈的唯一。

燕子和俊是一对最普通的夫妻,他们的生活平淡而幸福,遗憾的是结婚多年,一直怀不上宝宝。燕子常常从梦中惊醒过来,默默地流泪,梦里有个可爱的孩子冲她叫妈妈……

像是有心灵感应一样,俊也会醒来,从后面抱住她,轻言细语地安慰道:"不着急,我们一定会有自己的孩子的。"

这天夜里,燕子犹犹豫豫地说:"要不,我们去做试管婴儿?"

"只要你愿意,我没意见。"俊更紧地抱住她。

于是,夫妻俩求助现代医学,为了能有自己的宝宝而努力。还好,燕子不久就怀孕了。然而,一个不好的消息让本来快乐的孕期抹上了一笔重重的担忧:双胞胎分裂成三胞胎,这无疑加大了宝宝们的风险。

孕23周+4天的时候,燕子的羊水破了。躺在医院的病床上,她一动不敢动,连喝水都是用吸管小心翼翼地吸,她希望孩子在她肚子里多待一段时间。可是,9天以后,宝宝们过早地出生了——三个女儿,三朵娇嫩的小花。燕子还没能看清她们的面容,她们就进了新生儿重症监护室。

燕子和俊寝食难安,祈祷宝宝们能渡过难关。然而,第四天早晨,太阳还没有升起来,医生遗憾地告诉他们,大女儿和三女儿没能挺过来,二女儿正在抢救,也很危险,毕竟她的体重只有520克,不及健康婴儿的1/5。

燕子再也躺不住了,在俊的搀扶下,来到抢救室门口,双手合十,边流泪边虔诚地祈祷:"老天不要那么残忍,我们只剩下一个宝贝了,她是我们的唯一,让她留下来吧……"

二宝的病危通知书如雪片般飞来,燕子和俊一分一秒地熬。还好,女儿在他们的度日如年中挺过了1天、2天、1个月、2个月……正当夫妻俩燃起一丝希望的火花,孩子的病情又恶化了,不得不转入北京八一儿

6. 唯一

童医院。

"你们的宝宝一直在生死边缘线上挣扎。"医生说,"如果继续治疗,要做好心理准备,还要做好经济准备。"

俊一把抓住医生的手,声音颤抖地恳求道:"医生,无论如何你们都要救救孩子!"

燕子更是声泪俱下:"医生,我们一定要救她,她是我们的唯一。"

在医生的建议下,宝宝做了一个PDA手术,术后情况有所好转,终于撤掉了呼吸机。

"俊,咱们的宝宝可以自己呼吸了。"燕子喜极而泣,"她和我们呼吸同一样的空气呢。"

"嗯嗯,她会一天天好起来的。"俊也充满希望。

然而,二宝的情况还是不容乐观,已经5个月了还不足2 000克,不能自己进食,必须通过肠道喂养……更让人焦虑的是治疗费已经超过50万,这对于一个普通家庭来说已经是天文数字了,而且治疗还在继续,费用还在产生,他们已经负债累累,不知所措了。

"你们这种情况可以申请救助的,现在这个社会还是好人多。"护士长告诉他们。

当他们抱着试试看的心态发出求助,好多人真的伸出了援助之手,春苗基金会为他们捐助了医疗救助资金,春苗医务社工也给予了他们心理疏导和鼓励。

"你们不要着急,我们接触过很多早产儿家庭,一定要坚强要坚持,宝宝都有希望长成健康宝宝。我们基金会针对早产儿设立了社区服务中心,如果需要,一定全力以赴为你们提供资源链接和喂养指导。你们还可以加入专家群、家长课堂等,互相交流得到切实可行的指导……"春苗医务社工小周的话,更坚定了他们对宝宝坚持治疗的信心,他们要牢牢抓住黑暗中那一丝一缕的光亮。

"燕子,不用担心费用问题,等宝宝出院以后,我就去打两份工,不,三份工,慢慢把钱还上。"俊说着,看向远处,天边有灿烂的晚霞。

燕子把头靠在俊的肩膀上,喃喃地说:"我也去工作挣钱,只要宝宝好好的,我们什么都不怕。"他们憧憬着幸福之家的模样:有爸爸温暖的怀抱,有妈妈温柔的呢喃,有宝宝快乐的欢笑。

又一个阳光灿烂的早晨,燕子和俊再一次站在新生儿重症监护室门口。他们相信,里面的宝宝一定能感受到爸爸妈妈在外面等她,她也会竭尽全力战胜病魔,然后跟着爸爸妈妈回家,他们将紧紧拥抱在一起永不分开,因为他们是彼此的唯一。

小知识

急性呼吸窘迫综合征:是以进行性呼吸困难和顽固性低氧血症为特征的急性呼吸衰竭。表现为发绀、鼻扇、吸气性三凹征等。

7. 寻 家

小患者档案

胎龄28周+2天,出生体重930克。

入院诊断:超低出生体重儿、新生儿肺炎、新生儿贫血、新生儿呼吸性酸中毒合并代谢性酸中毒、新生儿营养不良、新生儿低钠血症。入院后因呼吸困难,急诊予以气管插管,呼吸机辅助呼吸供氧10天后,可以自主呼吸。

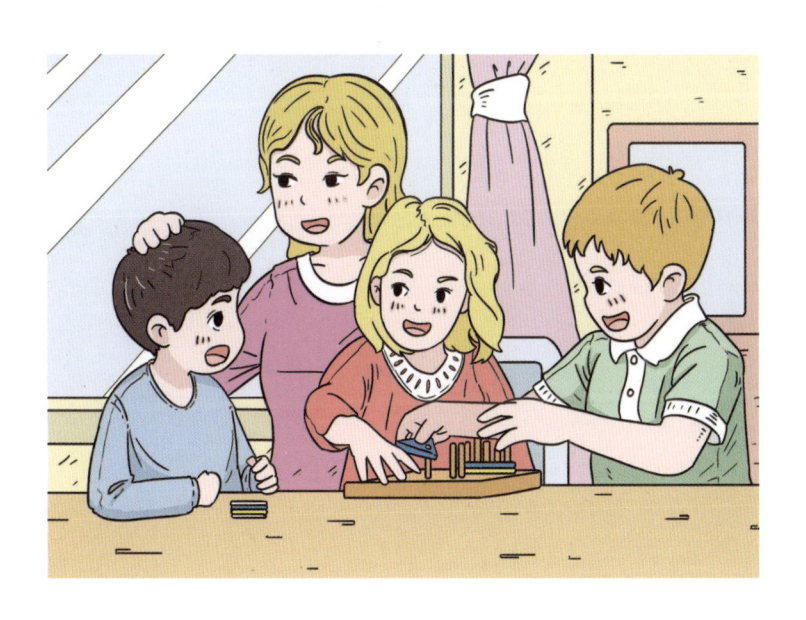

马背上的阿龙很帅,黄色的T恤,配上咖啡色的马丁裤和马丁靴,黑色的头盔有点儿大,斜扣在头上,更显出几分调皮可爱。马很是高大威武,训练有素,驮着阿龙"哒哒哒"往前走,好一幅英姿飒爽的画面。

爸爸刚把阿龙从马上抱下来,妈妈和哥哥姐姐就使劲鼓掌,阿龙开心地跑过去抱住妈妈的腰,抬起头看看爸爸妈妈,又看看哥哥姐姐,问:"为什么我和你们长得不一样?"——不知道这是阿龙第几次发问了,是啊,他们都是金发碧眼高鼻梁,而自己呢,黑头发黑眼睛黄皮肤。

"因为你的故乡在遥远的中国,等你长大一些,我们带你回去看看那个神秘而美丽的地方。"爸爸也不知道这是第几次回答这个中国儿子的提问。

"我们也要去中国!我们也要跟着阿龙回去。"哥哥姐姐也跟着嚷嚷起来。妈妈搂住三个孩子:"好好好,都去都去!"

"哇哇哇!我们都去,去中国!"阿龙和哥哥姐姐欢叫着跑开了。爸爸妈妈看着他们跑远的背影,不禁回忆起往事。

6年前,坐标中国河南一个小县城郊区。晨光熹微,早起的老张像平日一样,去家附近的小花园锻炼,没走几步就听到路边的花坛里发出奇怪的声音,走近一看,吓了一跳,只见草丛中有一个小被子包裹着的东西,应该是小婴儿,可又实在太小了,小脸还没有一个拳头大。老张连忙报警求助。

于是,孩子被警察送到了当地的福利院,福利院的工作人员一看这个孩子太小啦,而且哭声微弱,骨瘦如柴,像一只刚刚出生的小猫,这么小的孩子一看就是不足月,赶紧联系医院。送到医院后,县医院的新生儿科对治疗这么小体重的早产儿非常没有信心,建议转院到省医院,经过福利院工作人员和医生讨论治疗方案后,她们决定将孩子送到北京。听说北京的春苗基金会小花关爱项目——"小婴儿之家",可以帮助低体重的早产儿,于是,福利院的工作人员第一时间联系到春苗基金会。这个幸运的仅有930克的早产宝宝来到了北京,福利院里的工作人员给他起了一个名字,叫阿龙。

7. 寻　家

　　小阿龙来到了春苗基金会小花关爱项目——"小婴儿之家"，生命体征平稳，护理员阿姨们对这个小宝宝给予了特别多的关爱。在第三周的时候，阿龙出现了贫血和肺炎，春苗基金会小花关爱项目的医疗外联人员第一时间把他送进医院，经过3周的治疗，这个坚强的宝宝战胜病魔顺利出院了。

　　"小婴儿之家"的阿姨精心喂养阿龙。他实在太小了，根本不会吮吸奶嘴，阿姨就用吸管一点一点把奶注入他的嘴里；2个阿姨排班，24小时轮流守护他，时刻关注他的情况……满月时，原先阿龙干瘪得如百岁老人的脸上如今长肉了。1个半月时，他长大了好多，虽然躺在护理员阿姨手里还显得那么小。2个月、3个月、4个月……在之后的日子里，阿龙的成长速度飞快，6个月的时候，他的健康状况基本赶上同龄的小朋友。

　　"祝你生日快乐，祝你生日快乐……"阿龙满周岁了，"小婴儿之家"的阿姨为他安排了生日宴，阿龙穿着漂亮的衣服、头戴生日皇冠，和小伙伴一起庆祝生日，分享快乐。

　　15个月时，阿龙已经长成一个健壮、淘气、活泼的小家伙，全然没有刚刚送到"小婴儿之家"时的模样。阿姨们看着他刚来时的照片，甚至有些怀疑，这个真的是阿龙吗？

　　在为阿龙恢复健康高兴的同时，阿龙今后的生活如何安排牵动着工作人员的心。是啊，他是一名弃婴，虽然警察查看了周边的监控，但还是找不到一点儿线索。于是，为阿龙寻家提上日程，大家认真考察一个个有收养意愿的家庭，从中选出2个比较合适的家庭，一个来自湖州，一个来自广东，都有较好的经济条件。"让阿龙自己选吧，看看他愿意跟谁走……"照顾了他两年的阿姨说着开始抹眼泪，她舍不得阿龙。

　　然而，不论2对爸爸妈妈怎么哄，阿龙都躲在阿姨怀里不愿意让他们抱，一位爸爸说："小孩子嘛，我们带回去他就慢慢习惯了。"说着，他硬是把阿龙从阿姨怀里抱起来往外走。阿龙声嘶力竭地哭起来，而且拳打脚踢，拼命挣脱下来，一头扎进阿姨怀里……这次寻家以失败告终。

27

没过几天,"小婴儿之家"来了一对来自丹麦的夫妇,他们还带着一对儿女,他们想收养一个中国孩子。查看了他们的各种资料之后,大家决定再让阿龙试试,看看他和这对来自童话故乡的夫妻有没有缘分。

可是,刚刚还在旁边的阿龙不见了,阿姨无奈地摇摇头:"他又躲起来了吧?他肯定不愿意跟你们走的。"丹麦夫妇却不想轻易放弃,大家一起找阿龙,最后,在院子的小秋千那里,看到一幅温馨的画面:阿龙坐在秋千上,两个外国小孩在扶着他慢慢地荡秋千,特别是那个女孩,小心翼翼地扶着阿龙的背,而阿龙呢,开心地笑着……

阿龙要远行了,跟着爸爸妈妈哥哥姐姐去安徒生的故乡,开启童话般的幸福生活……

小知识

1. 新生儿呼吸性酸中毒合并代谢性酸中毒:通气障碍导致体内血液中 CO_2 滞留所致。代谢性酸中毒是因代谢紊乱使血浆中酸增加或(HCO_3)丢失而引起的酸碱平衡紊乱。

2. 新生儿肺炎:是指新生儿在宫内或分娩过程中或出生后吸入胎粪、羊水、胃内容物等异物,或出生前后感染细菌、病毒等病原体,引起的肺部炎症病理改变,是新生儿时期的常见疾病,也是引起新生儿死亡的重要原因之一。

8. 坚 持

小患者档案

胎龄24周,出生体重650克。

入院诊断:起源于围生期的支气管肺发育不良、肺动脉高压重度、脑室扩展、腹股沟斜疝(左侧)、中央型房间隔缺损(卵圆孔型)。

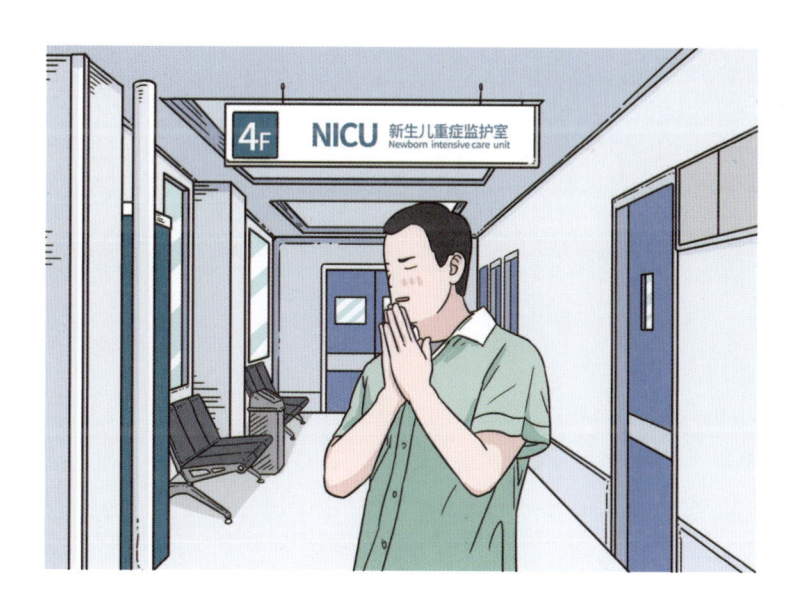

那是一个美丽的夜晚,有凉爽的微风,闪烁的星星,还有璀璨的霓虹灯。当然,我们并没有看到这样的景色,因为那时候的我们还是微不足道的"小不点儿"——我是一粒精子,她是一颗卵子。我们是听说了外面的世界,诉说者是后来我叫他们"爸爸、妈妈"的人。他说:"我喜欢这样的夜晚,深蓝色的天空是那么宁静。"她说:"我也喜欢,你看,那颗小星星在和我眨巴眼睛呢。"

他说:"我喜欢沐浴着凉爽的微风。"她说:"我要这凉爽的微风拂过我的面颊……你看,远处的霓虹灯好漂亮。"

他的声音是深情而浑厚的,而她的声音是温柔而欣喜的。他们不约而同地说:"愿这样美丽的夜晚,一个可爱的宝宝挑选我们做爸爸妈妈,挑选可儿做姐姐。"

我沉醉在他们的对话中,我喜欢这样深情相爱的爸爸妈妈,喜欢有个可爱的姐姐。于是,我铆足了劲儿,努力奔跑、奔跑,然后紧紧抱住那颗卵子,终于,我成功了!我以人最初的形态——受精卵住进了那个声音温柔的女人的子宫,我舒服地尽情飘荡着。

我在妈妈的子宫里慢慢长大,我的妈妈忍受着孕育我产生的种种不适:胃口差、不停地呕吐、时而失眠、时而嗜睡……

爸爸疼爱妈妈,让她请假在家休息,可是妈妈却说:"不行的,我们要养2个宝贝呢,而且,我的学生也离不开我。"

每隔一段时间,爸爸都要陪着妈妈去医院做产检,每次医生都说我是健康的好宝宝。我开心极了,我的变化越来越大,从最初的小圆泡,慢慢长出了小脑袋、小身子、小腿和小胳膊,我数着日子,期待和爸爸妈妈还有姐姐见面。

金色的秋天来了,我有些焦躁不安,很不舒服,似乎有一支无形的手在推着我离开妈妈的子宫,可是我不想"退房"啊,我才"住"了24周。

妈妈的肚子也开始痛起来,而且越来越厉害,爸爸连忙把她送进医院。医生的话仿佛晴天霹雳:"低置胎盘导致大出血,必须立刻实施剖宫术。这么小的宝宝即使能够存活下来,养育也是非常困难的,会有一系

8. 坚 持

列的早产儿并发症，需要一大笔医药费……你们要做好准备啊，而且，还很有可能在救治过程中人财两空……"

只是沉默了一会儿，我听见妈妈虚弱地说："医生，请您务必保住我的宝宝，我要他。"接着是爸爸坚定的声音："无论付出什么样的代价，都要救他，我一定全力以赴让他活下来！"

我第一次流泪了，有这么好的爸爸妈妈，我也要努力活下去！

妈妈被推进了手术室。医生一边给妈妈检查一边叹气："唉，情况比预料得还要差，这么小的孩子有脑瘫的风险，起码还要在暖箱里住上2个月，你们承受得了巨额医药费吗？你们还年轻，有机会再要孩子的，何况你们已经有一个孩子了……你们真的确定要这个孩子吗？"

"嗯！我要！"妈妈声音微弱，却非常坚定，我能想象妈妈此时的模样：凌乱的头发被白色的帽子包裹住，蜡黄的脸上挂着豆大的泪珠。

医生无奈地喘口气："我再出去跟宝宝爸爸说明一下情况。"此时的我丝毫不担心爸爸的态度，我仿佛听到爸爸坚定的声音："医生，无论付出多大的代价，都请您一定救他。"

感谢爸爸妈妈的坚持，我终于来到了这个世界上，只有650克，医生说我虽然体重超低，但生命体征非常好。

我几乎还没有嗅到爸爸妈妈的味道，就住进了暖箱，这里很像妈妈的子宫哎，只是听不到妈妈的呼吸声，这让我有些害怕不安。

爸爸每天都要来看我，他不停地默默祈祷："宝宝加油哦，只要你坚持住爸爸妈妈就永不放弃！"

我躺在新生儿重症监护室里，孤独无助，我多么渴望爸爸妈妈的怀抱啊，然而，我的身体还很糟糕，特别是肺部问题严重，根本无法出去。后来，医生又给我做了一个肺叶去除手术，我好痛啊，但是我要坚持活下去，只有这样我才能见到亲爱的爸爸妈妈和姐姐。

我在这个昂贵的病房里一住就是306天，虽然病情一天天好转，另一座大山又压到了爸爸妈妈身上——巨额的医疗费用，尽管我的爸爸是记者，我的妈妈是老师，我还有城镇居民医保，然而新生儿重症监护室一

31

天3 000元的费用实在难以承受。

正当爸爸妈妈为此一筹莫展的时候,大家知道了我们家的情况,纷纷伸出了援助之手,让我的治疗得以继续。

我10个多月了,虽然还躺在暖箱里,但是,我相信不远的将来,我就可以回家了,因为有爸爸妈妈的坚持,有大家的爱心……

小知识

1. 腹股沟斜疝:是指发生在腹股沟区的腹外疝,疝即体内某个脏器或组织离开其正常解剖部位,通过先天或后天形成的薄弱点、缺损或空隙进入另一部位。

2. 房间隔缺损:为临床上常见的先天性心脏畸形,是原始房间隔在胚胎发育过程中出现异常,致左、右心房之间遗留孔隙。

3. 支气管肺发育不良:是一种慢性肺疾病,通常发生于患肺透明膜病、长时间接受氧气和机械通气治疗的早产儿。临床表现与严重程度有关,严重的停氧困难,大部分可逐渐撤机或停氧;严重肺损伤由于进行性呼吸衰竭、肺动脉高压而死亡。

9. 家　书

> **小患者档案**
>
> 胎龄32周+5天，出生体重2 000克。
> 入院诊断：新生儿肺透明膜病（三级）、肺动脉高压、动脉导管未闭合、新生儿感染、新生儿贫血、新生儿高胆素血症、轻度肺动脉高压、卵圆孔未闭、三尖瓣轻度反流。

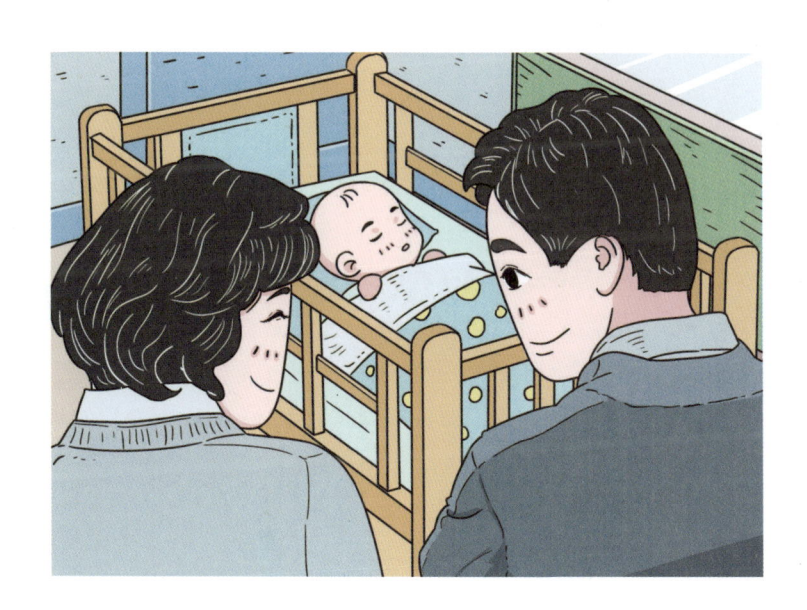

打开百度搜索,"家书"有两种解释:① 家里保存的书籍;② 家人来往的书信。晓幸决定给彤彤写一封家书,因为彤彤是她的女儿,是自己的家人啊。这突然冒出的想法让原本心灰意冷的晓幸有些激动,说干就干,她从床上爬起来,找出纸笔,坐到了书桌前,既然是"家书",就应该以书信最原始的状态呈现。

家里静悄悄的,老公天不亮就出门了。他要先赶去医院看一眼彤彤,然后再去单位——他很辛苦也很坚强。为了让晓幸好好休息,大女儿园园被送回乡下的爷爷奶奶家了。

晓幸提起笔,在信纸上刚写下:"亲爱的彤彤"几个字,就泪如雨下了,她含着泪写下去。

亲爱的彤彤:

妈妈第一次给你写信,你什么时候能看懂这些文字呢?6岁?哦,不可能,6岁你刚上小学,不可能认识那么多字;8岁?三年级的你应该可以读懂了吧?那么,妈妈是提前8年给你写信哦,我可以用8年的时间来修改完善这封信,等你读到它时,妈妈要在旁边笑眯眯地欣赏你读信的样子。

此时的你正躺在医院的新生儿重症监护室。新生儿重症监护室的俗称是NICU,妈妈没能去看你,你的爸爸不让,说我的身体没有恢复,我让他隔着玻璃拍一张你的照片给我看看,他居然说医生不准照相,其实,他是不想让我看到你此时的模样,怕我担心,怕我难受。但,我能想象出你浑身插满管子孤独无助的小样子,妈妈好想把你搂在怀里疼你爱你,喂你乳汁……可是,我连你长什么样都没有看到,只看到你刚刚来到这个世界上的一个小背影。你躺在医生的手上,小到让人心颤,我忍着身体的剧痛伸手去摸你,右手触碰到你的小脚趾,有点温热又有点凉,湿漉漉的,我永远也忘不了那种美妙的感觉。我停下笔,慢慢张开手掌,似乎右手的指尖上依然留着你的体温……

9. 家 书

  彤彤，我悄悄地告诉你，我特别喜欢做妈妈。5年前，我第一次做妈妈，有了园园——你的姐姐，她是个健壮的小家伙，像男孩子一样调皮。后来有了你，爸爸妈妈希望你是个娇娇柔柔的小姑娘。虽然我和你爸爸都是普通人，没有房没有车，但是一家人在一起，还有一对姐妹花，那是多么幸福啊！我们憧憬着……然而，6月13日早晨，我突然肚子疼，疼到无法忍受，你爸爸把我送到医院，我努力配合医生，想多留你几天。可是，你太调皮了，非要过早地来看这个世界。

  14日凌晨，你出生了，我们还没来得及感受生命的喜悦，还没看到你的面容，你就被送进了新生儿重症监护室，一连串陌生的疾病名字仿佛一把把尖刀，一下一下扎在我和你爸爸心上：新生儿肺透明膜病、肺动脉高压、动脉导管未闭合……但是，医生说你很坚强，这是我听到最好的消息……

  每天我都把奶水挤出来攒着，我一定要让你和别的孩子一样，感受到妈妈的爱和温暖。

  亲爱的彤彤，爸爸妈妈，还有姐姐等着你回家。

  抱抱我的宝贝！

爱你的妈妈
2017年7月14日

  一年后，爸爸才看到妈妈写的信，他抹抹眼睛，说："我也要给彤彤写封家书。"

亲爱的彤彤：

  刚刚读了妈妈一年前给你写的信，看着你睡梦中甜美的笑脸，我真是百感交集啊！一年前的种种痛苦经历还历历在目，你却已经长成了漂亮健康的小丫头。

  彤彤，你真的很坚强，经历了那么多次抢救，你不仅顽强地活了下来，还追赶上了足月的小伙伴。你知道吗？你在努力，爸爸妈妈也在努力，努力工作赚钱，可是，我的月工资只有4 000元，远远不够支付你高昂的医药费，而且，一些亲戚朋友暗示我们放弃……每次听到这样的声音我就心如刀绞，我怎么可能在那张"放弃治疗"的纸上签上字呢？让一张纸决定你的生死，我做不到！如果可以，爸爸愿意替你躺在病床上受苦，愿意用我的死换你的生！

当然，这个世界上还有很多好人，他们愿意帮助我们这样的家庭，为我们带来希望。于是，我向春苗基金会申请了救助资金，他们为我们解决了大难题，让你安心治疗。

彤彤，如今你健康快乐，和姐姐一样是个小小女汉子。爸爸希望你做一个善良的人，做一个知恩图报的人，以后有能力也要帮助别人。

抱抱我的宝贝！

爱你的爸爸

2018年6月13日

小知识

新生儿肺透明膜病：是肺表面活性物质缺乏所致的两肺广泛性肺泡萎陷损伤渗出的急性呼吸衰竭，多见于早产儿和剖宫产新生儿，出生后数小时出现进行性呼吸困难、青紫和呼吸衰竭。根据肺X线表现，可分为四级。三级时肺X线表现为肺野透亮度更加降低，心缘、膈缘模糊。

10. 笑靥

小患者档案

胎龄30周,出生体重870克。

入院诊断:超早产儿、超低出生体重儿、新生儿窒息、宫内感染、凝血功能障碍、卵圆孔未闭、早产儿贫血、新生儿高胆红素血症、新生儿呼吸暂停、胃食管反流、支气管肺发育不良。

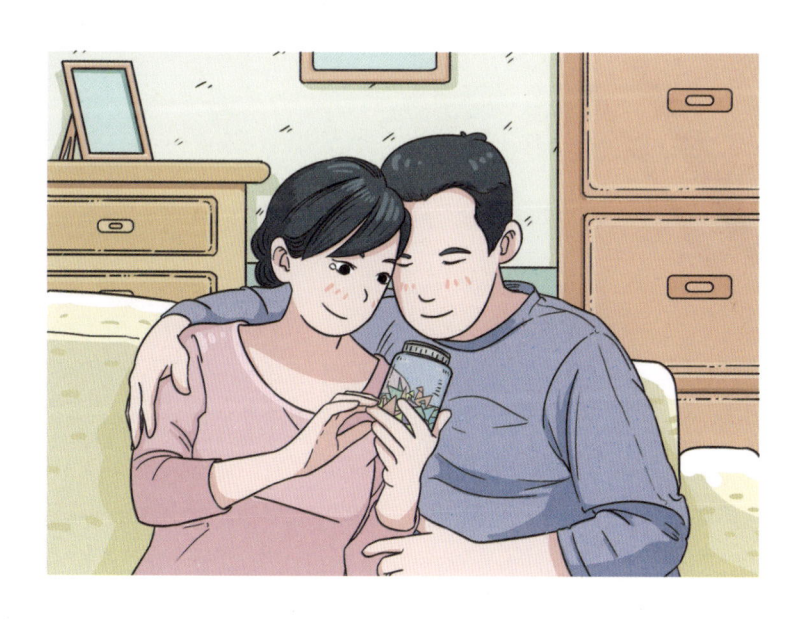

名如其人这个词用在笑笑身上真是再合适不过了。她是个特别爱笑的姑娘,和小刘结婚租住到这个小院子里,大家就常常听到她"咯咯咯"的笑声,她的笑声还极富感染力,让人听了会情不自禁地上扬嘴唇,并绽放笑脸。

可是结婚一年后,大家发现笑笑脸上时不时会飘过一丝愁云。"笑笑,遇到什么不开心的事情了吗?"张大妈拦住下班回家的笑笑,热心地问。

笑笑张张嘴,还没出声就羞红了脸,低着头不好意思地说:"我、我怀不上孩子……"

"也是,算算也该有孩子了。"张大妈若有所思地说,"我帮你们打听打听,看看哪里可以看这种病。"

"谢谢张大妈,我也打算去看看了。"笑笑感激地说。

从此,笑笑和小刘踏上了"求子"之路,他们去大医院做了各种检查,又去中医诊所寻求家传秘方,甚至虔诚地拜过送子观音。

一年后,笑笑终于怀孕了,小刘高兴得请了半天假,回家给笑笑做好吃的。笑笑那银铃般的笑声又飞出了小屋,感染着小院里每一个人,大家都为他们感到高兴。

为了让孩子顺利出生,笑笑从单位辞职,安心在家养胎。

"傻闺女,怎么能不要工作了呢?"张大妈遗憾地说,"现在找个工作不容易啊。"

笑笑搂着张大妈的肩膀,笑眯眯地说:"这是我第一次当妈妈,什么都得学习,还要准备宝宝的各种用品,我们双方的老人都在外地,都要靠自己呢,而且,我喜欢做这些事情。工作嘛,以后可以再找,孩子的陪伴错过就回不来了。"说着,她笑着摸摸肚子,那神情那动作,仿佛是在抚摸初生的婴儿。

然而,事与愿违,笑笑怀孕只有26周时,突然发生早产,孩子出生了,才870克,还患有新生儿窒息、宫内感染、凝血功能障碍、卵圆孔未闭、早产儿贫血、新生儿高胆红素血症、新生儿呼吸暂停、喂养不耐受、胃

10. 笑 靥

食管反流、支气管肺发育不良……

笑笑把这些病名一个一个写在五颜六色的小纸片上，又小心翼翼地把小纸片折成千纸鹤，擦干眼泪，绽放出一个笑容，对小刘说："老公，我们女儿的名字叫安安，好吗？你看，这些纸鹤上记录着她患的病，但是我相信她一定会好的，她战胜一个病魔我就放飞一只纸鹤，你相信吗？过不了多久，这些纸鹤就会全部飞走啰。"说完，她双手一扬，彩色的纸鹤散落在病床上。

小刘搂着她说："我相信，我当然相信！安安会平平安安长大的。"

笑笑出院了，安安还在新生儿重症监护室。笑笑把安安的小床打理得舒舒服服，小衣服叠得整整齐齐，一边收拾一边自言自语："也许，医生让我们明天就接安安回家了呢。"

此时，笑笑每天最开心的事情是给安安挤奶。她早已没有了少女的羞涩，坦然地敞开衣襟，用热水把乳房乳头擦干净，然后把吸奶器轻轻罩在一边乳房上，启动开关，白色的乳汁便流出来了……她微笑地做着这一切，脸上闪烁着圣洁的光芒。

挤好奶以后，笑笑要亲自送到医院。小刘心疼她，让她在家好好休息，他下班回来再去送，何况孩子现在吃不了多少。笑笑不高兴了，冲小刘嚷嚷："什么叫吃不了多少？安安每天多吃1毫升也是进步，也离出院近了一步。"

小刘连忙认错，叮嘱笑笑一定要保证休息好。

"你知道吗？"笑笑说，"我每天挤奶是件很幸福的事情呢，我看着乳汁从我的身体里流出来，就会想象安安吮吸的模样，我的乳头真的就有被吮吸的感觉，奶水就会多一些……我真想抱着安安喂奶……"

小刘安慰她："快了，没多长时间安安就能回家了，你不是已经放飞了4只纸鹤了吗？"

"嗯嗯，没有过不去的坎。"笑笑挥挥手，"也许明天又可以放飞1只纸鹤了，护士说安安吃奶量一直在长，体重也在长。"

"知道为什么吗？"小刘问，见笑笑一脸茫然，解释道，"因为你的奶水里有乐观、有坚强、有快乐,安安能感受到。"

笑笑红着眼睛笑了,是啊,自己已经是妈妈了,没有软弱的权利。

90天后,安安终于出院回家了,她像妈妈一样,是一个爱笑的宝贝。

小知识

1. 凝血功能障碍:是指凝血因子缺乏或功能异常所致的出血性疾病。新生儿主要表现为皮下出血点、瘀斑瘀点、消化道出血,严重的肺出血。

2. 胃食管反流(IGER):是指胃及(或)十二指肠内容反流入食管,GER在小儿中十分常见,绝大多数属于生理现象。小儿GER分为3种类型:① 生理性反流:多见于新生儿和小婴儿喂奶后发生的暂时反流。② 功能性反流(或称易发性呕吐):常见于婴幼儿,不引起病理损害。③ 病理性反流:根据统计,约占新生儿的1/500,反流症状持续存在常合并吸入性肺炎窒息和生长发育障碍等。

11. 余 生

小患者档案

胎龄不详，出生体重大宝870克，小宝820克。

入院诊断：新生儿肺炎、肺透明膜病、极早早产、超低出生体重儿、脑损伤、新生儿败血症，先天性房间隔缺损、动脉导管未闭先天性心脏病。

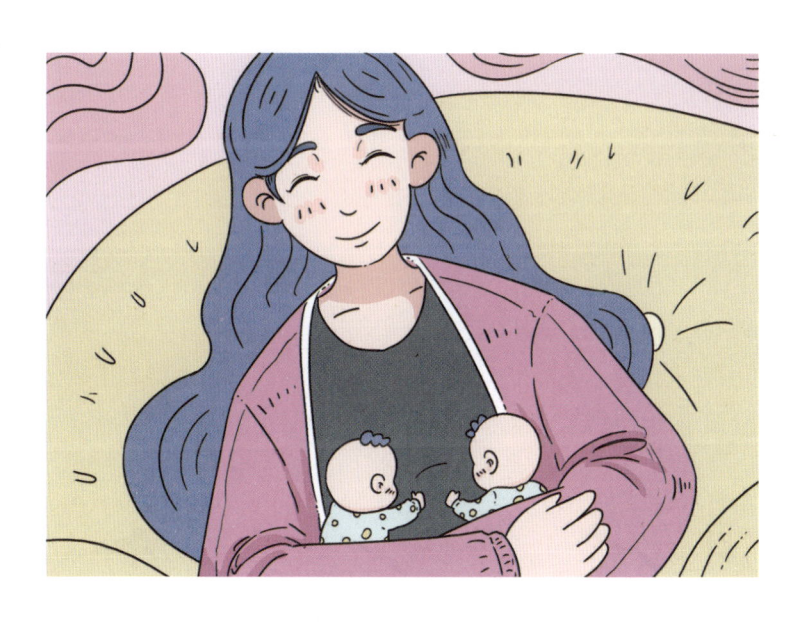

12月4日，一个普普通通的日子，小蕊在朋友圈发了一条："慌乱中和你们签订了终身契约，往后余生都将是你们的，虽然现在的处境就是四个字：马不停蹄。"下面配了一张太阳突破乌云的重围，喷薄而出的图片。"你们"是指她的一对双胞胎儿子大宝和小宝，这一天小宝出院了，全家人终于团圆了。

李响是个好小伙，工作勤奋待人诚恳，对患有严重血液病的父亲照顾有加，所以小蕊不顾亲戚朋友的反对，义无反顾地嫁入了这个一贫如洗的家庭。不只是一无所有，李响家为了给父亲看病还欠下了30多万元的债。但是，小蕊并没有后悔，也没有灰心，她常常对李响说："不就是30万的债吗？没什么可怕的，只要一家人在一起，比什么都强，我们一起打工挣钱，会尽快还清借款的。"

李响感动得紧紧抱住小蕊，泪水忍不住滴在她的背上。

在一家人的努力下，只剩10万元债务了。这时，小蕊怀孕了，还是双胞胎。然而，当大家还沉浸在喜悦中的时候，小蕊却被检查出孕期妊娠高血压、血小板过低。在医院保胎10多天后，不得不进行剖宫产手术，2个宝宝出生了，只在妈妈肚子里待了27周……

整个家庭陷入了兵荒马乱的状态，2个孩子住进了新生儿重症监护室。爷爷奶奶爸爸去打工赚钱，既要还原来的欠款，又要支付高额医药费。妈妈的身体才刚刚好转一些，就在医院和家之间奔波，每天往返6小时，给宝宝们送母乳。

李响心疼地说："你的身体还没有恢复，不用每天跑这么远的路程送奶，医生不是说可以给他们喝早产儿奶粉。"

"医生不是说了吗？早产儿相对于足月儿，在各方面都差了很多，为了追赶健康的小伙伴，更需要爱和呵护……早产宝宝首选母乳喂养，因为他们要追赶生长速度，需要更多的蛋白质和热量，而我们——早产儿母亲的身体，会迎合宝宝分泌出高蛋白质、高热量的母乳，其中还含有比足月儿妈妈更高的抗体和养分……刚听医生这么说的时候，我就觉得人的身体好奇妙啊，我这种高质量的母乳一直会持续到宝宝6个月呢，所

11. 余 生

以,我每天都要去给宝宝们送奶,不管多远多累。懂不懂?"

"我当然懂。"李响搂住小蕊,"我是心疼你!"

"小蕊,来喝碗鸡汤。"李响妈端来一碗热气腾腾的鸡汤,李响爸跟在后面乐呵呵地说:"李响也可以喝一碗,因为今天老板给我加了200元的工资呢。"

"哇!太棒了!"李响兴高采烈地蹦进厨房。

小蕊看着这一幕,欣慰地笑了。这是多么乐观坚强的一家人啊,无论遇到多大的困难,他们都能勇敢地面对!大宝和小宝住在新生儿重症监护室,病危通知书一张接一张递来,医药费飞速上涨,就连医生都暗示过可能人财两空。可是,家里没有任何一个人轻言放弃,他们坚信宝宝们一定会健健康康的。

不过,小蕊最揪心的就是还没见过两个宝宝长什么样!他们刚生出的时候,小蕊打了麻醉,昏昏沉沉的,孩子一出生马上就被转到新生儿科。而这里的重症监护室只有门上的一小块玻璃可以看到里面,大宝和小宝所在的位置根本看不到……所以,送母乳是小蕊离孩子最近的时候。

天气渐渐转凉——夏天走了,秋天来了,气温越来越低,冬天如约而至。11月1日,宝宝出生第86天,小蕊终于第一次见到了他们,而此时医药费已经高达58万元。值得欣慰的是宝宝们从几百克长到了2 500多克,大宝成功地脱离了呼吸机,并于11月4日出院了,但是,小宝的情况又严重了,从无创呼吸机换成了有创呼吸机,离出院还遥遥无期……

小蕊学习了很多护理早产儿的知识,把家里的一间小卧室作为孩子出院后的养育房,气温控制在26~28℃,还买了一个加湿器,保证室内湿度控制在45%~60%。当然,她每天还要去给小宝送奶,把大宝交给奶奶照顾。

护士长看到他们的坚定和窘迫,给他们联系了春苗基金会,"春苗"为他们拨付了救助基金,帮助他们解决了很大的困难……

12月4日,在大宝出院后1个月,小宝也出院了,一家人终于团圆了,小蕊回头看看走过的路,感慨万分地发了那条朋友圈,李响在下面留言:往后余生,我和宝宝们陪着你。

小知识

1. 早产儿:是指小于妊娠37周之前分娩的婴儿(preterm birth, PTB)。根据不同的分类方法,早产儿可有以下的分类:

根据孕龄分类:

① 晚期早产儿:34周至36周+6天;

② 中期早产儿:32周至33周+6天;

③ 早期早产儿:28周至31周+6天;

④ 极早早产儿:<28周。

根据出生体重分类:

① 低出生体重儿(low birth weight, LBW):出生体重<2 500克;

② 极低出生体重儿(very low birth weight, VLBW):出生体重<1 500克;

③ 超低出生体重儿(extremely low birth weight, ELBW):出生体重<1 000克。

早产是一个复杂而常见的妊娠并发症,因为娩出较早,器官尚未发育成熟,功能尚不健全,是新生儿主要的死亡原因之一。

2. 脑损伤:是因出生前、出生后因为缺氧、窒息等原因导致新生儿脑氧不足,导致脑功能的异常。

12. 坚 守

小患者档案

胎龄27周+5天,出生体重890克。

入院诊断:新生儿呼吸窘迫症、双胎输血综合征、持续肺动脉高压、超低出生体重儿,在医院治疗70天,出院体重2 500克,经过医生评估后出院。

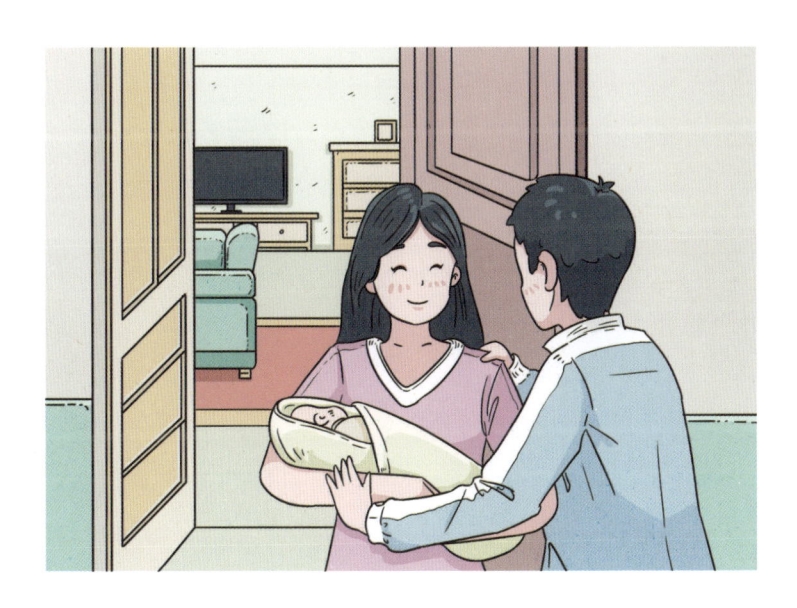

雄关巍巍,风雪路漫漫,一群边防军人守护着高高雪山上那圣洁的雪莲……曾经,翔是他们中的一员,他把人生最好的5年献给了祖国的边关。此刻,在新生儿重症监护室门口,他的脑海里出现了自己身着军装,在祖国边防巡逻的情景。是的,尽管那是好几年前的事,但是他需要那样的勇气坚守,坚守着抢救室里自己的一对亲骨肉。

"我——曾经豪情万丈,归来却空空的行囊……"这句歌词唱出了翔的心声。翔退伍后,和等待自己5年的好姑娘琼结婚了,他们开始创业,可是天不遂人愿,他们屡屡失败,几乎把家里不多的积蓄都折腾光了。这时,琼怀孕了,而且还是双胞胎!这一好消息给他们沮丧的生活带来了光亮,他们决定把事业上的不如意先放下,收拾好心情等待孩子的到来。

翔抚摸着琼还平平的肚子说:"老婆放心,我会让你们过上好日子的。我先去找一份工作,看看情况还可以再兼职,你就在家安安心心地等孩子出生。"

琼倚靠着翔,幸福地笑了,她相信丈夫,翔的身上有着军人的坚忍不拔,这也是自己嫁给他的原因。

然而,命运又跟他们开了一个大大的玩笑。琼的身体一直感到不舒服,刚开始她都强忍着,以为是正常的孕期反应,翔坚持要到医院检查。结果给夫妻俩当头一棒,确诊为"双胎输血综合征"。他们是头一次听到这个陌生的名词,小心翼翼地问医生:"宝宝们危险吗?"

医生咬咬嘴唇,尽量用轻柔的语气告诉他们:"这个是指两个宝宝共用1个胎盘,有比较严重的并发症,怀孕后期发生羊水变少,胎儿的生长就会受到限制,是比较危险的……如果不治疗的话,死亡率很高,是70%~100%,希望你们能积极治疗。"

琼紧紧抓住翔的胳膊,似乎一松开她就会倒下去,她哽咽着说:"医生,我们一定积极治疗,只要能救宝宝。"

翔也坚定地说:"就算砸锅卖铁倾家荡产,也要救孩子。"

于是,他们踏上了漫漫保胎路,辗转多家医院,做了3次手术,花了8

12. 坚 守

万元钱,就为了孩子能顺利出生。他们还给孩子起名优优和兰兰,希望他们优秀且有兰花的雅致。

保胎还算顺利,他们以为自己的坚守终于得到了回报。可是,孩子才出生19分钟,琼还没有看清他们的面容,就因为呼吸急促送进了新生儿重症监护室。翔——这个坚强的男子汉,隔着玻璃,隐隐约约看到自己的两个孩子那么弱小,浑身插满了管子,孤独无助地躺在病床上,不禁潸然泪下。

优优是大宝,是双胎输血综合征中的受血者,是极低体重早产儿,还伴有新生儿呼吸窘迫综合征、新生儿低血糖症、新生儿高胆红素血症。

兰兰是小宝,是双胎输血综合征中的输血者,体重仅有750克,而且肾发育不良。

两个孩子的医疗费用大概在45万元,夫妻俩彻底陷入了困境,"怎么办?"是他们说得最多的话,然而,他们找不到答案。

"要不、要不放、放弃一个吧……"翔话一出口把自己吓了一跳,他多想一直坚守下去,可是,人生有很多无奈……

琼呆呆地看着他,满脸的惊恐不安,夫妻俩抱头痛哭……

他们还是把这一残忍的决定告诉了孩子的主治医生,一位温和的中年女性,她深深叹了一口气,沉默着走开了。

不过没多会儿,女医生又返回来了,后面还跟着两位护士,她们七嘴八舌地劝说翔和琼。

"优优和兰兰都会睁眼睛了……"

"兰兰哭起来嗲嗲的,优优的哭声要响亮些……"

"她们的病情真的开始好转了……"

"而且,你们不是已经给孩子上了户口吗?"

"坚持熬过这段时间,就一定能治好,不要放弃啊!"

"还有,我们的社会挺温暖的,有一些公益组织就有早产儿救助资金,你们可以申请的。"

她们的声音是清亮的,像一缕缕阳光拂过翔和琼的心灵,让他们重

47

新燃起希望。不知怎的,翔突然想起雪域高原,想起自己和战友们的坚守,此刻,不也需要那种坚守吗?

医生们没有食言,给优优和兰兰联系了春苗基金会,帮助她们申请了医疗资金,并办理了救助事宜。

经过47天的治疗,优优出院了,2个月后,兰兰也出院了,翔和琼带着孩子们回到老家生活。虽然,他们还欠着一些债,但是,这有什么呢?只要孩子好好的,他们还年轻,一切都会好起来的。

小知识

1. 双胎输血综合征:是双胎妊娠过程中一种非常严重且少见的并发症,是由于胎盘存在表层以及深层血管吻合所致。静脉或者动脉的吻合可能会造成压力高的动脉血流向压力低的静脉,出现双胎输血现象。由于双胎输血,可能会导致输出血的胎儿即供血儿循环血量减少,出现严重失血,而受血儿血容量增加,造成充血性器官衰竭等病症发生。

2. 持续肺动脉高压:是指多种因素导致新生儿出生后肺血管阻力持续性增高,肺动脉压超过体循环动脉压,进而引起心房或动脉导管水平血液右向左分流的临床综合征,常出现于胎儿循环向成人循环过渡的阶段。临床表现为出生后立刻出现全身青紫及呼吸困难,且吸氧后不能改善。此病多见于过期产儿、无脑儿等先天缺陷新生儿,发病凶险,死亡率高,需及时有效治疗。

13. 仁 心

小患者档案

胎龄32周+2天,出生体重1 400克。

入院诊断:新生儿呼吸窘迫综合征、新生儿肺炎、新生儿高胆红素血症,在医院治疗40天,出院体重1 700克,经过医生评估后出院。

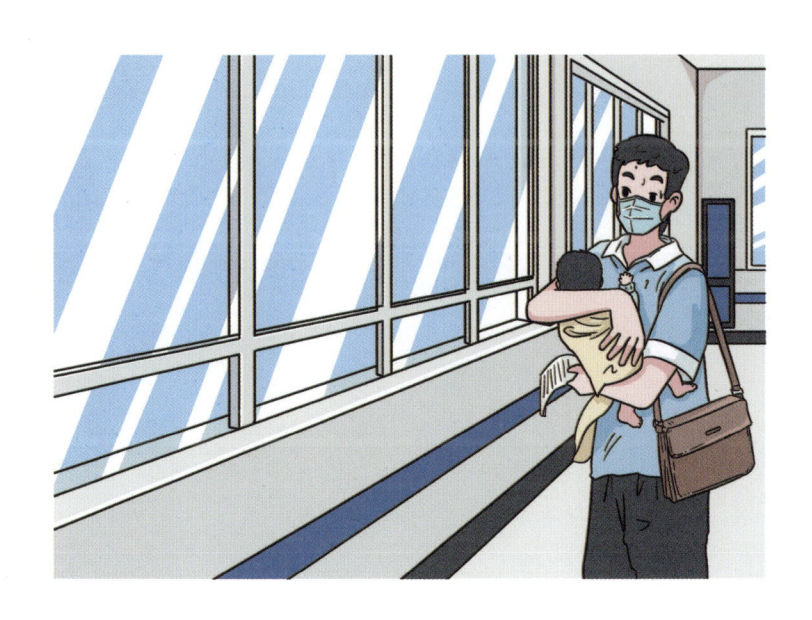

童欣是一名普通的医生,毕业以后就一直在新生儿科工作。她一脸稚气,瘦小的身体被宽大的白大褂罩着,像极了一个来见习的大学生,其实,她已经工作整整5年了。记得刚刚工作那会儿,看着一来到这个世界就被病魔折磨的婴儿,她的心总是揪着痛,晚上常常做噩梦,梦中全是各种可怕的怪物在和她争夺可怜的宝宝……她甚至怀疑自己是否能够在新生儿科坚持下去。还好,"医者仁心"这一信念一直鼓舞着她,她慢慢成熟起来,成为一名沉着冷静的医生。

如今,童医生又有了一种痛彻心扉的恐惧——不是疾病对宝宝的折磨,也不是无休无止的加班,而是家长的放弃!"再好的医术,抵不过家长一句'不救了',放弃有时是家长一瞬间的决定,却是孩子的一生啊。"童欣医生无奈地说。

童欣医生昨天接的患儿小艺是早产儿,孕32周出生,体重仅仅1 400克,被诊断为极低体重早产儿,伴有新生儿呼吸窘迫综合征、新生儿肺炎、新生儿高胆红素血症。

"孩子很危险,马上进新生儿重症监护室,密切观察病情变化。"童欣冷静地对护士小白安排工作。

"等一下,医生,我想问问,孩子能救活吗?"在一旁的宝宝爸爸犹犹豫豫地问。

"肯定能啊!"童欣医生胸有成竹地说,"你家宝宝各方面的情况还不错,只要积极治疗,过段时间就可以接回家了。"

"可是,你刚才还说她很危险的……"宝爸又嘟囔一句。

童医生不禁抬头打量着眼前的父亲,一个普普通通的农村小伙子,那灰头土脸的狼狈模样,那充满红血丝的眼睛,那紧贴头皮一绺一绺的头发,都暗示他几天没有休息好了。于是,童医生耐心地解释道:"宝宝是早产儿,那么小,还有那么多并发症,肯定危险。不过请你相信我们的医术,我们会竭尽全力还你一个健康的宝宝。"

"那,那要多少钱?我们……"宝爸吞吞吐吐地说,"不是疫情吗?我们开的小吃店一直亏本,已经欠了1万多元了……"

13. 仁 心

　　童医生深吸一口气再呼出，咬咬牙说："大概要6万元左右……"

　　童医生的话还没有说完，宝爸就不停地摇头："我们没钱，我们真的没钱……"

　　正在这时，门被撞开了，闯进一个妇人，应该是宝宝奶奶，冲着宝爸问："这里住院要多少钱？"

　　"6万元……"宝爸的声音像蚊子叫，可是，宝宝奶奶却听清楚了，她叫起来："啥？6万元！不治了，不住院，我们带回去，能养活就养，不能养活就算了，看她的造化，一个赔钱丫头，值得吗？"

　　童欣医生的头"嗡"地炸了，又一个！又一个要放弃的家长！她努力压住直往上冒的怒火，温和地说："大妈，宝宝早产，各种器官还没有发育完全，不能带回去的。先治疗，医药费的事情我们帮你们一起想办法，好吗？"她跟小白护士使了个眼色，示意她赶紧把孩子送进重症监护室，再耽误下去，孩子真的不行。小白立刻领会了童医生的意思，连忙把宝宝抱了进去，开始各种救治。

　　宝宝奶奶还想阻止，被宝爸拉出医生办公室，他转回来对童医生说："不好意思，我妈没什么文化……"

　　童医生在心里想："没文化也不能放弃生命啊。"嘴上却安慰宝爸，"你们不要着急，这总是一条活生生的命，我们要秉承生命第一的原则，给宝宝多一点时间，他们没有错，只是早到了而已。坚持与放弃总在不经意间搏斗，你们要挺住，孩子才有希望。"

　　听了童医生的话，宝爸的头低得不能再低了，是啊，如果不是实在没有办法，谁忍心放弃自己的孩子呢？

　　童医生接着说："孩子出生就有医保了，医保覆盖报销一部分，我平时比较留意一些救助早产儿的慈善机构，我会联系他们，给你们力所能及的帮助，记住，不要轻言放弃，只要我们有足够的爱和信心，早产天使一定能健康成长的。"

　　宝爸不停地点头，泪水滴落在地板上。

　　童欣医生联系了春苗基金会，社工素素马上来到医院，找到小艺爸爸,不断给他打气,帮助他们解决后顾之忧,更加坚定他们对孩子救治的信心。

1个月后,小艺长到了2 000克,2小时喂1次,可以带回家照顾了。

小艺爸爸妈妈抱着宝宝,给童欣医生深深鞠了一躬。小艺爸说了几句很文艺的话:"谢谢童医生医者仁心,在我们最黑暗的时候给了我们一束光。"

小知识

新生儿高胆红素血症:是新生儿期因胆红素在体内积聚而出现的皮肤、巩膜及黏膜黄染。严重高胆红素血症少见,但可导致死亡,或有潜在的导致长期神经损害的可能。

14. 别 怕

小患者档案

胎龄27周+3天,出生体重990克。

入院诊断:极早早产儿、新生儿呼吸窘迫综合征、新生儿脓毒血症、新生儿肺透明膜病。

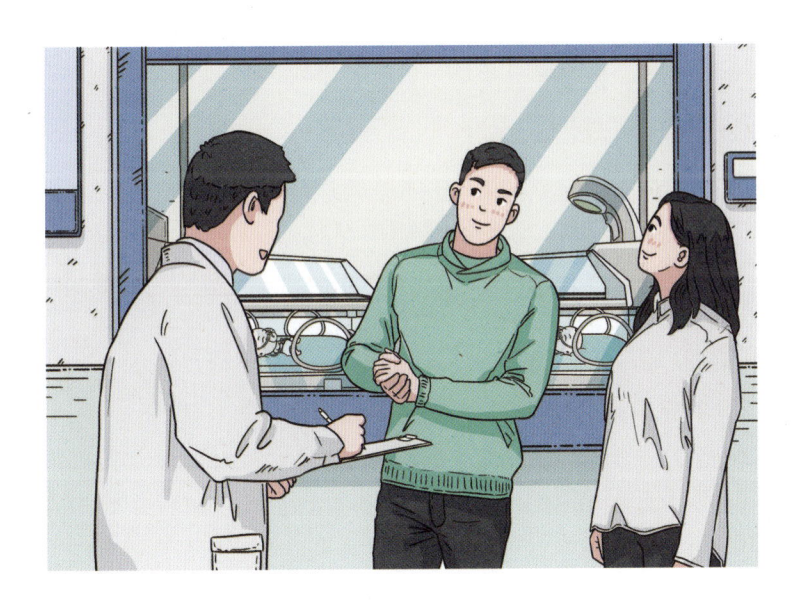

那条路好长好长，黝黑、寒冷、高大的树木在地上投下了重重黑影，处处都弥漫着一份阴森森的、瑟瑟逼人的气息。林虹赤裸着双脚踩在冰冷的地面上，左手牵着妹妹，右手牵着弟弟，畏怯地、瑟缩地向前迈着步子。恐惧、惊惶和强烈的渴望压迫着她。她茫然四顾，不知哪里才是尽头……突然，妹妹哭起来，弟弟也哭起来，他们哭着要找妈妈，可是，林虹也不知道妈妈在哪里啊，她也无助地哭了……

"林虹，醒醒，醒醒，你又做噩梦了吗？"吴强轻轻摇晃妻子，把她从噩梦中拉回来。

林虹睁开眼睛，有些回不过神来，柔和的灯光下，是丈夫温和的面容，还有虽然简洁却幸福的家，旁边还睡着8岁的女儿。林虹深深叹了一口气，抱歉地说："睡吧，又把你吵醒了。"

吴强关了灯，把妻子搂进怀里："睡吧，不要多想。"

屋子再一次笼罩在黑暗中，林虹却没有了睡意，一直纠缠着她的噩梦来源于悲惨的童年生活，她才8岁，父母离异，双双扔下他们姐弟3人离家出走。林虹和弟弟妹妹相依为命，饥饿、寒冷还能忍受，但是被人欺负、被人嘲笑就是她噩梦的由来。再长大一些，林虹暗暗发誓，如果自己做妈妈，一定不会抛弃孩子。

还好，她遇到了吴强，又有了可爱的女儿，弟弟妹妹也有了好的归宿，她对这份平凡的生活满足而心存感恩。

林虹又怀孕了，一家人是何等的兴奋，共同期待新生命的到来。林虹说："如果是个男孩就好了，那我们有儿有女，凑成一个好字。"

吴强说："都行都行，如果是女儿，我就有2个小情人啦。"

女儿却嚷嚷："我要妹妹，我要给她扎小辫儿。"

然而，生活总是喜欢捉弄人。谁也没有料到孩子早产了。才27周+3天，林虹经历了十几个小时的阵痛，虽顺产生下1名男婴，但男婴体重却只有990克。她还没有从生产的疼痛中缓过气来，宝宝的病情通知就接踵而来：新生儿呼吸窘迫综合征、新生儿肺透明膜病、脓毒血症……宝宝毫无疑问地住进了新生儿重症监护室，随之而来的是高昂的医药费；但林

14. 别 怕

虹从来没有想过放弃孩子,她紧紧拉着丈夫的手,哽咽着说:"我们一定要治疗宝宝,好吗?我们姐弟3人从小就被父母抛弃,你不知道那种没人要的感觉是多么痛苦……我不能放弃自己的孩子,不管有多难,我们也要给他治疗;就算我一无所有也要尽全力呵护他……"

吴强也哭了:"你想些什么啊?他是我的儿子,我能不救他吗?我会想办法的。"

吴强拿出家里的所有积蓄,四处借钱,甚至卖掉了结婚时的项链戒指,大女儿也拿出储蓄罐里的零钱,只为保住宝宝的命。然而,天文数字一般的医药费,对于普通的打工家庭来说,实在是难以承受,吴强只能加倍打工,林虹对着视频里的小宝宝一遍一遍地说:"孩子,别怕,妈妈在!"她没想到,有一天,有一个温暖而有力的声音在她的耳边说:"别怕,我们在!"

林虹茫然地抬起头,看到一张温柔的笑脸。她说:"我是北京春苗慈善基金会的医务社工小刘。"林虹泪流满面,紧紧握着小刘的手不愿意放开。

宝宝一百天了,但是林虹夫妇还没有和他见过面,只能通过视频看着巴掌大的儿子挺过每一次手术,取得每一点进步。儿子顽强、勇敢地战胜了一次又一次病魔的进攻,他一定听得见来自爸爸妈妈和姐姐的呼唤,他想快快好起来,快快回家。

又经历了一次大手术,宝宝的情况比较乐观,林虹终于可以把这个宝贝抱起来,贴在自己的心口,她一直悬着的心踏实了。等到宝宝长到10 000克以后,还需要进行一次手术。"别怕,妈妈在!"她在宝宝的耳边说。

"别怕,我们在!"她的耳边又响起了世界上最动听的声音。

小知识

新生儿脓毒血症:也叫脓毒症,是细菌或病毒等病原微生物感染后导致机体出现异常的炎症反应,进而出现了器官功能障碍，如不及时治疗，很容易进展为脓毒性休克而危及生命。最新的脓毒症指南定义为感染并出现至少一个器官功能障碍，包括心功能、呼吸功能、凝血功能、肝功能等。诊断不同的器官有无功能障碍有具体的评判标准，称为SOFA评分标准，如果评分SOFA＞2分则说明出现了脏器功能障碍，感染加SOFA＞2分即可诊断为脓毒症。

15.

闯 关

小患者档案

胎龄28周+2天,出生体重1 210克。

入院诊断:新生儿呼吸窘迫、呼吸衰竭、早产儿慢肺疾病、肺出血、肺炎、败血症、泌尿系统感染、坏死性小肠结肠炎、小肠造瘘术后、脑软化、早产儿视网膜病变、早产儿代谢性骨病、多发骨折、双侧腹股沟斜疝、疝出物为肠管。在医院治疗207天,体重增长至4 800克,经医生评估后出院。

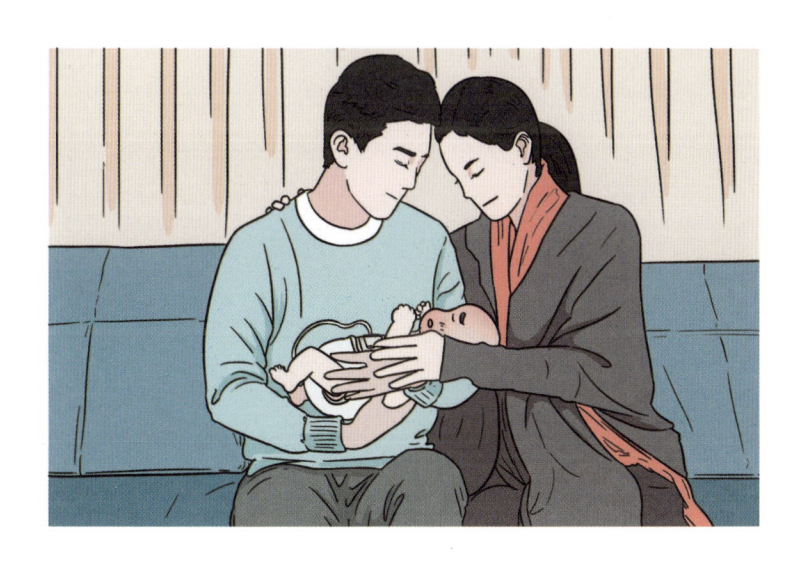

媛毫不犹豫地递交了辞职信，虽然有那么一丝一缕的失落与惆怅，毕竟这是自己喜爱的工作，但想到肚子里的宝宝，她瞬间释然了，"妈妈"这个职业才是最伟大最崇高的。

当然，如果可以，媛希望鱼与熊掌兼得——一直工作到宝宝出生，休完产假继续工作。可是昨天，她在上班路上因低血糖晕倒了，摔在地铁站里。医生检查后发现胎盘球状增厚，让她立刻住院保胎。她躺在散发着来苏水味道的病房里，莫名地想起老公打游戏时常说的一个词：闯关。她觉得自己的宝宝也是在闯关，只不过人生的闯关远比游戏中的闯关艰险得多，残酷得多。

保胎的日子很辛苦，吃喝拉撒都得在床上，连翻身也要小心翼翼，更让人受不了的是每天要喝3碗难以下咽的中药，但是，媛不怕，为了宝宝能顺利闯关，她什么苦都不怕。

7月的一天，媛刚喝完药，突然感到有一股热流缓缓流出身体，她伸手一摸，顿时吓出一身冷汗，出血了。老公立刻把媛送进医院。

"胎盘早剥，为了大人孩子的安全，必须马上进行剖宫产手术。"医生严肃地说。"可是，可是我的宝宝只有28周+2天啊。"媛抽噎着说。

"咱们听医生的，不怕。"老公紧紧搂着她安慰道，其实他心里更害怕。孩子出生了，体重只有1 210克。媛给他起了一个好听的名字：勋勋。媛轻轻地对他说："勋勋，你终于闯过了第一关，也是最重要的一关，你要继续努力，爸爸妈妈陪你一起闯关。"弱小的勋勋还没来得及痛快地哭几声，还没记住妈妈的味道，就被送进了新生儿重症监护室，开始了艰难的闯关生涯。

媛躺在病床上，忍着身体的疼痛，羡慕地看着同病房的产妇给宝宝喂奶。那是多么温馨、多么幸福的画面，她多想也抱抱孩子，多想他吮吸自己的乳汁，可是，宝宝那么孤独地躺在保温箱里，浑身插满了管子，想到这些，她的心就一下一下地揪着痛。

勋勋要做关瘘手术，媛和丈夫的心提到了嗓子眼，她请求医生："我可以陪着他吗？他那么小却要经历这么多痛苦……"

15. 闯关

医生摇摇头,安慰她:"肯定不行,你们去买造瘘护理的相关用品,我们要用。你们还可以学习造瘘护理,等孩子出院了,就不会手忙脚乱的了。""嗯嗯,我们一定好好学。"媛连连点头。他们开始对照着网上的视频,一遍一遍地练习,虽然他们连宝宝的瘘口都没见过,但只要是在为宝宝做事,心里就会好受些,因为这也是在陪伴宝宝闯关。

宝宝很争气,顺利地闯过了这一关。然而,病魔是如此残忍,哪肯就此善罢甘休。又到了听病情的日子,也是媛和丈夫盼望和恐惧的日子,他们盼望医生宣布宝宝可以出院回家的奇迹出现。他们恐惧从医生嘴里出来的那一个个医学名词:新生儿呼吸窘迫、肺炎、败血症、泌尿系统感染、坏死性小肠结肠炎、双侧腹股沟斜疝……在媛看来,这哪是病名,简直就是一把把尖刀,直刺他们的心脏。

"勋勋爸妈,勋勋准备做第二次造瘘手术,这种手术可能要做好几次,后期恢复还要看喂奶后是否出现腹胀,是否可以排便。"医生的话对于媛来说仿佛是雪上加霜。

日子在希望与痛苦中煎熬,勋勋真是个坚强的孩子,闯过了一关又一关,在住院的207天里,他经历了3次造瘘手术和1次疝气手术,术后他的小肠只有60厘米。

媛知道,在陪伴勋勋闯关的过程中,最头疼的是医药费,仿佛游戏里人物的"血",断了就没法战斗了。勋勋的闯关也一样,需要强大的资金支持。

媛和丈夫只有一个信念:决不放弃!丈夫单位为勋勋举行了一次募捐,解了燃眉之急;媛通过朋友介绍,求助春苗基金会,得到的不仅仅是经济上的支持,春苗基金会医务社工小周不断开导他们,给予了他们精神慰藉,让他们更有信心陪伴孩子闯关。

勋勋还没有彻底康复,但是病情已经趋于平稳,在慢慢好转。媛和丈夫相信,不远的一天,勋勋就会回到他们身边,到那时,他们要去照一张全家福,让每个人的微笑都在照片上绽放。

> **小知识**

坏死性小肠结肠炎：是一种严重威胁新生儿生命的疾病，也是新生儿重症监护室最常见的胃肠道急症。临床上以腹胀、呕吐、腹泻、便血，严重者发生休克及多系统器官功能衰竭为主要临床表现，腹部X线检查以肠壁囊样积气为特征。

16. 光 明

小患者档案

胎龄26周,出生体重840克。

入院诊断:超低早产儿、新生儿败血症、支气管发育不良、胆汁淤积综合征、早产儿视网膜病等,住院治疗71天,出院体重2 400克。

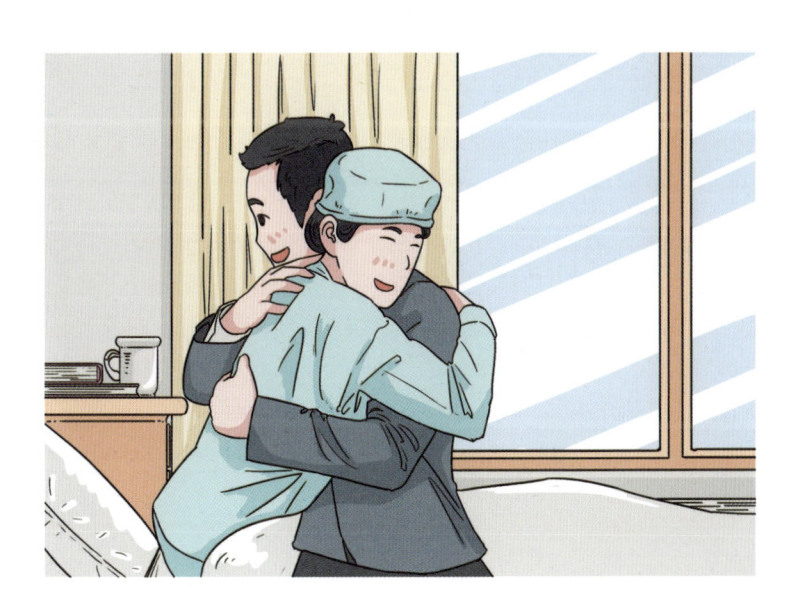

阿蕾爱上阿鹏是因为他有一双迷人的眼睛，她曾羞涩地对闺蜜说："他的眼睛好漂亮哦，像一塘深水，我划进去就出不来了。"

阿鹏对阿蕾也是一见钟情，这个娇娇柔柔的女孩激起了他作为男子汉的保护欲。交往半年，他们就走进了婚姻的殿堂。

阿蕾依偎在阿鹏的怀里，说："我们生个女儿吧，眼睛一定要像你，鼻子、嘴巴像我……"

"不行不行，"阿鹏打断了她的话，"这么漂亮的女儿，还不把我这个爹愁死。""为什么？你想生个丑八怪？"阿蕾疑惑地看着他。

阿鹏狡黠地笑了："漂亮的女儿身后还不跟着一个排的小伙儿啊，你不愁吗？"可是，大半年过去了，小夫妻俩没有等来好消息，阿蕾开始看中医，又喝了大半年中药，依然没有怀孕。两人去医院做了全面检查，发现一些指标很不好，为此，他们准备做试管婴儿。

做试管婴儿的过程很痛苦，阿蕾咬着牙挺过来，终于怀孕了！一家人可开心了，准备迎接新生命的到来。

怀孕两个多月去孕检，医生告诉他们，其中的一个囊胚又分裂了一胎，原来的双胞胎发育成了三胞胎。

"啊，怎么会这样？"阿鹏手足无措地站着，心里五味杂陈。

医生严肃地说："你爱人的身体承受不了这样的生产，需要减胎。"

"医生，不减可以吗？我可以的，我不怕吃苦。"阿蕾舍不得每一个小生命。

"不行！"医生坚决地说，"那样很危险——你和所有孩子都危险。"

可是，第二天要进行手术时，胚胎的位置发生了变化，原本要减掉的单胎在双胞胎上面，这样才好进行手术，而24小时以后，单胎藏到了双胞胎下面，医生建议她修养一段时间，去北京做减胎手术。

1个月后，阿蕾从包头来到北京。

"根据你的情况，我们准备给你减掉双胞胎。你看，双胞胎中的一个已经没有了生命体征，另一个本来也是没有了心跳，经过昨天一晚上的观察后才逐渐恢复的。"医生耐心地给阿蕾解释。

16. 光 明

阿蕾沉默了一会儿，坚决地说："医生，宝宝来到我的身体里是一种缘分，我不能放弃。"

于是，在北京治疗1个月以后，阿蕾回到包头家中。她瘦弱的身体承受着孕育孩子的艰难，但她一想到可爱的宝宝，就不觉得苦。

怀孕5个多月时，医生在给阿蕾检查时发现她的宫口全开了，她马上住进了医院。10天后，她的身体情况突然恶化，必须做一个紧急环扎手术。

那天，阿鹏还在上班，等他接到父母电话赶到医院的时候，手术已经结束了。只见阿蕾脸色苍白地躺在床上，嘴唇微微颤抖却说不出话来，汗水几乎浸湿了衣服。他心疼地给妻子换衣服，才听父母说，由于手术部位特殊，不能打麻药，只能硬着头皮缝针……听到这里，阿鹏的泪下来了，他娇弱的妻子竟然如此坚强。

尽管很努力了，怀孕6个半月，孩子还是迫不及待地来到这个世界，是姐弟俩，840克的弟弟和780克的姐姐。姐弟俩情况非常不好，一出生就送进了新生儿抢救室。然而，姐姐还是去了天堂，弟弟与病魔的战斗打响了。

住院第58天，弟弟因为视网膜病变转到了北京八一儿童医院，进行了第一次手术治疗。阿蕾守在手术室门口默默祈祷："宝宝，你一定要顺利哦，你的眼睛和爸爸的一样漂亮，你会看到光明的。"

弟弟在保温箱里待了整整100天，身体指标终于追赶上刚刚出生的孩子，已经达到了出院标准，只是他的眼睛还有病变，要定期复查，可能要进行第二次手术。

夜深人静，阿鹏睁大眼睛躺在黑暗中，为弟弟的治疗费发愁。本来，他们的生活是比较轻松富足的，他们都是独生子女，双方老人都有退休工资，不但不需要他们负担，还常常帮衬他们。可自从阿蕾怀孕生子以来，全家的所有积蓄都付了医药费，还欠着贷款……然而，没有一个人想过要放弃。

"一切都会好起来的！我还可以打一份工。"老父亲常常这样说。

后来他真的去给人守仓库了。

"面包会有的，牛奶也会有的。"老岳父更是乐呵呵的，和岳母一起卖起了菜。生在这样的家庭，弟弟是幸运的。阿蕾常常抱着弟弟，轻轻抚摸他的眼睛，喃喃自语："你的眼睛和爸爸的一样漂亮，你的眼前是一片光明。"

小知识

1. 胆汁淤积综合征：由于胆汁分泌及排泄障碍引起的一种病理生理过程，表现为肝脏以及体循环内胆酸、胆固醇及胆红素等胆汁成分的过度堆积，造成对肝细胞及机体的损伤，长期持续的胆汁淤积将进展为肝纤维化甚至肝硬化。

2. 新生儿败血症：是指新生儿期各种致病菌侵入血液循环，并在血液中生长繁殖、产生毒素而造成的全身感染。

3. 早产儿视网膜病：是指多病因（早产、低出生体重、氧疗等）引起的视网膜血管发育异常的眼底疾病。主要发生在早产儿及低出生体重儿。该病是世界范围内新生儿致盲的首要原因，约占儿童致盲原因的6%～18%。尽管绝大部分早产儿视网膜病可自行退化，但仍有部分早产儿可进展为较严重的早产儿视网膜病，导致患儿失明。

17. 尽 头

小患者档案

胎龄28周+2天,出生体重1 000克。

入院诊断:支气管肺发育不良、新生儿肺炎、新生儿肠胃功能紊乱、新生儿颅内出血、新生儿贫血、低纤维蛋白原血症、巨细胞病毒感染、代谢性骨病、早产儿、胆汁淤积症、极低出生体重儿、房间隔缺损、卵圆孔未闭、新生儿水肿、先天性代谢遗传病、围生期脑损伤。住院治疗83天,出院体重1 800克,经过医生评估后出院。

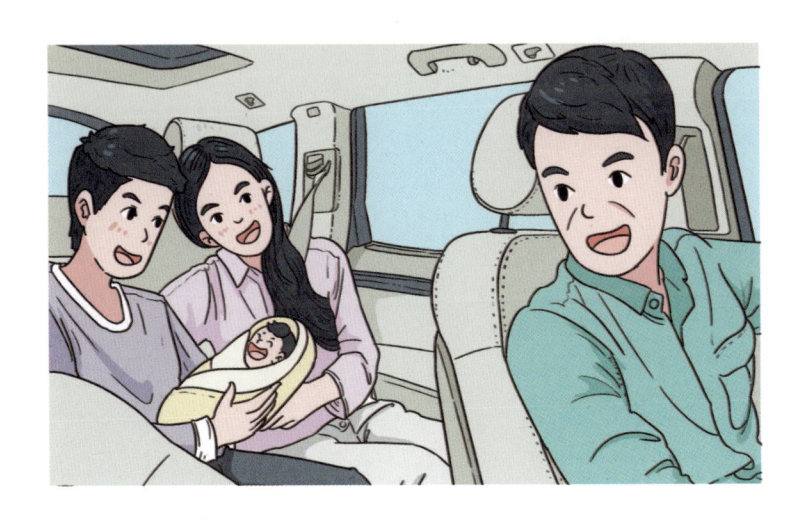

对于梦想，每个人的理解不同，有的人希望造福社会，有的人希望功成名就，有的人希望腰缠万贯……而福子的梦想却非常简单——渴望有一个完整的家，这是和他的童年经历分不开的。

他是一个吃百家饭长大的孩子。他的父亲在他没有记忆的时候就因病去世了，他的母亲随后改嫁离去再也没有回来看过他，他跟着奶奶生活，而奶奶年迈无力照顾他，他常常寄养在叔叔家。

在他心灵最深处，藏着几段无法抹去的记忆，就像用刀刻上去的一样，留下了永远愈合不了的伤疤，一想起来，胸口那个地方就像被揪着一样痛。三四岁的时候，他看到弟弟（叔叔的儿子）依偎在婶婶怀里撒娇，他也欢快地依过去，希望得到一个温暖的怀抱，可是，婶婶却不动声色地推开了他……那应该是冬天吧，不然他怎么会浑身冰冷？

上小学时，他羡慕地看着别的小朋友走出校门就扑向等待他们的爸爸妈妈……中学时代，他像个蜗牛一样，总是蜷缩在教室的一隅……

高二那年，他送走了奶奶——这个世界上唯一的亲人……

高中毕业，他毅然走出校门，他知道自己不可能继续读书了，他必须养活自己。当然，无论童年如何凄惨，他都满怀一颗感恩的心踏实地工作，然后遇到了可爱善良的姑娘小草，小草并没有嫌弃他一无所有，而是毅然决然地嫁给了他，他终于有了属于自己的家。

福子紧紧搂着小草，在她耳边轻轻地说："我们要一个孩子吧，我会用全部身心爱他，决不让他吃一丁点儿我吃过的苦。"

小草使劲点点头，幸福地闭上眼睛。

然而事与愿违，通过检查发现，小草输卵管堵塞。小草急得大哭起来。"别着急，我们想办法，现在医学发达，我们会有孩子的，一定会的。"福子安慰她。于是，他们选择了做试管婴儿。他们把这些年省吃俭用攒下的钱投到了成为爸爸妈妈的事业中。也许是上天的眷顾，只做了一次，小草就怀孕了，而且是双胞胎。福子高兴坏了，努力打工挣钱，他要给家人一份幸福的生活。小草买了一本如何照顾新生儿的书，认真学习。

可生活没有沿着他们希望的轨迹运行，猝不及防，怀孕28周的小草

17. 尽头

早产了，2个宝贝一出生就被送进了新生儿重症监护室抢救，开始了漫长而艰难的治疗之旅——先在当地的县级医院住了一个多月，情况仍然不乐观，没有脱离生命危险，就转到了市级医院。医生竭尽全力地抢救，终于把2个宝贝从生死线上拉回来，可是治疗了一个月以后，病情还是反反复复，无奈之下，他们又一次带着宝贝转到了省城昆明的儿童医院。医生给孩子做了全面检查，面色凝重地告诉福子和小草："孩子的情况比预计的还要糟糕，治愈率较低，你们可能会人财两空，好好考虑一下。"

福子瞬间崩溃了，号啕大哭起来："为什么啊为什么？我只是想要个孩子，想有个家啊……我从没有享受过父母的爱，难道我连付出父爱都不可以吗？"小草抱着他，也哭成了泪人。

面对这对苦命的父母，医生只能尽力安慰。这时，一位女士走过来，对医生说："您去忙吧，交给我。"她不说话，轻轻拍着福子的后背，就像母亲拍着孩子那样，直到福子和小草渐渐平静下来，才温柔地说："只有坚持，宝宝才有康复的希望，有困难找我们，为了孩子，加油！"

原来，这位女士是"昆明云加益——爱苗社工站"的一名医务社工，她所在的单位是一个民间慈善组织，帮助了很多患儿家长寻找医疗资源。

福子擦干眼泪，不好意思地说："我们肯定要坚持给宝宝治疗的，尽管困难重重。"小草也坚定地说："一定不放弃。"

那天以后，"云加益"的工作人员常常找他们聊天，给他们信心，同时，还给他们申请了医疗救助基金，帮助他们共渡难关。

福子觉得自己又一次得到了上天的眷顾，2个宝宝的病情得到了控制，身体慢慢在恢复，2个多月以后，终于出院了。他们知道，今后的路还很长，困难还很多，不过，他们不怕，只要坚持，没有过不去的坎，何况他们身后还有好心人的支持。

福子和小草一人抱着一个孩子，坐在出租车上，师傅听说了他们的故事，坚决不收车费，乐呵呵地说："坐好了，抱好宝宝，我送你们回家。"汽车在道路上疾驰，路的尽头是温馨完整的家。

小知识

1. 新生儿肠胃功能紊乱：由于新生儿胃肠发育不成熟，喂养过程中出现腹胀、呕吐、大便排出不畅或腹泻等症状，但一般情况尚可，查体腹部无异常体征。

2. 巨细胞病毒感染：是人巨细胞病毒引起的一种全身性感染综合征。因受染细胞的典型改变是细胞变大，核内和胞质内出现包涵体，故本病又名巨细胞病毒感染，也是引起先天性畸形的重要原因之一。

3. 代谢性骨病：由于早产儿体内钙磷代谢紊乱等因素导致的骨矿物质含量异常，临床表现为类似佝偻病的症状甚至骨折。

18. 换 命

> **小患者档案**
>
> 胎龄26周,出生体重730克。
>
> 入院诊断:新生儿呼吸窘迫综合征、新生儿窒息、代谢性酸中毒、新生儿病理性黄疸、动脉导管未闭、肺动脉高压、颅内出血、低钙血症、高乳酸血症、新生儿肺炎、贫血、低钾血症、暂时性甲状腺功能减低症、支气管发育不良。住院治疗96天,出院体重2 000克,经过医生评估后出院。

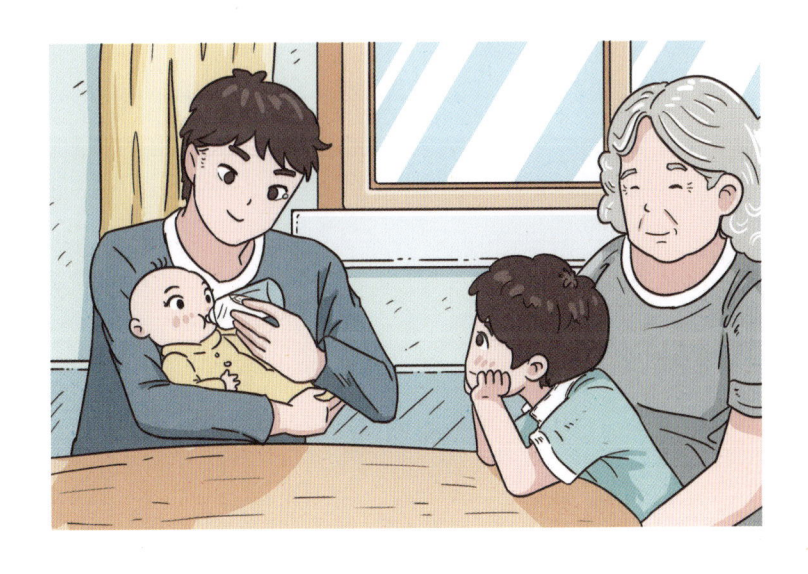

姗姗是一名是资深的养护师，已经在春苗基金会工作5年了，她负责早产儿救助工作，具体工作就是帮助早产儿家庭平安度过从医院转回家庭期间提供的一个喘息服务。在此期间，姗姗和同事会上门指导主要喂养人进行实操喂养，等到这个家庭可以正常喂养孩子后才停止服务。一般申请这项服务的家庭是宝妈因身体原因无法照顾喂养孩子，这项服务的提供，避免了因为对早产儿护理不当二次住院甚至死亡的发生。

又接到一个家庭的上门服务项目，看完资料那一刻，姗姗觉得自己的魂肯定逸出了躯壳，她真想对着苍天问一声为什么！

这曾经是一个普通而幸福的家庭，爸爸妈妈在北京打工，儿子上小学四年级，和爷爷奶奶在老家读书，爸爸妈妈虽然收入不高，但是足以维持家庭开销。妈妈大白40岁了，爸爸福庆给她买了一个大生日蛋糕，黄色的奶油上开满了红色的玫瑰花，还插着蓝、绿、白、紫4根蜡烛，很是漂亮。

大白激动得眼眶发热，嘴上却嗔怪道："这么大个蛋糕得多少钱啊？你买了干嘛？太浪费了！真是的，以后不能这样花钱了哦。"

福庆笑道："你不喜欢吗？你都40岁了，还没好好过过一次生日呢，所以，今天不要讲什么浪费了。"

"好嘛，就这一次，以后再也不许这么奢侈了。"大白的眼睛一直没有离开蛋糕，脸上洋溢着幸福的微笑。

大白虔诚地许愿，吹灭蜡烛。福庆问她许了什么愿望，她笑而不答。

"哼，有什么了不起的嘛？用脚趾头想想都知道你许了什么愿，不就是全家平安健康、儿子成绩好，还有我们俩多赚钱吗？"福庆悻悻地说。

"还有一个愿望你永远猜不到。"大白依偎着福庆，不等他追问就自顾自地说，"我要我的小女儿平平安安地来到这个世界上。"

"什么？你说什么？"福庆根本没有听懂大白的话。

"傻瓜，你又要做爸爸了，而且我有预感，一定是一个女儿。"大白说。福庆呆住了，这怎么能行呢？大白患有先天性心脏病，而且40岁

18. 换 命

了——对于孕妇来说，这是高龄了。记得生儿子的时候，大白才20多岁，医生都说很危险呢。

然而，福庆的反对无效，大白固执地要把这个孩子生下来，谁劝都不听。她觉得要给儿子增加一个骨肉兄妹，就算用自己的命去换也在所不惜……

六月的天气闷热难熬，离预产期还有1个多月的大白的身体也熬不住了，到了医院，医生当即建议尽快剖宫产，所以，孕周26周的孩子早早来到了这个世界上，如大白所愿是个女孩。大白住进了重症室，宝宝也转到条件更好的医院新生儿科，福庆只得每天在两家医院之间辗转奔忙。可是，大白还是没能撑住，因为自己的固执，她离开了，离开了还未谋面的女儿，离开了心爱的儿子和丈夫，离开了曾经憧憬的美好的一切。福庆带着大白回老家安葬，一去就是半个月，只能通过电话询问女儿的情况。而宝宝静静地躺在温箱里，似乎这一切与她无关。

医院欠费的压力，失去妻子的悲痛，女儿生死未卜，让这个中年男人绝望无助，他不明白大白为什么要固执地生下女儿，让一个好好的家毁了，他在心底是埋怨她的……还好医生帮他联系了春苗基金会，工作人员无微不至的帮助让他感到了温暖……

姗姗合上卷宗，不停地问唐大姐："这个妈妈为什么要这样啊？值得吗？她的愚蠢固执毁了自己也毁了一个幸福的家庭，从另一个角度来说，她太自私了！"

唐大姐说："姗姗，现在不是我们讨论别人行为的时候，木已成舟，我们只能尽量帮助这个家庭渡过难关。"

"那是当然的，我只是觉得要让像大白一样的妈妈有所警示，不要盲目地不顾一切地去换命。"姗姗说。

姗姗每天都要到福庆家，手把手地交福庆和宝宝奶奶喂孩子：调奶粉加多少水、喂奶间隔时间、怎么从刚开始的用吸管喂到小匙喂再到奶瓶喂、怎么给宝宝换尿片……

时间一天天过去，宝宝爸爸和奶奶照顾宝宝越来越熟练了，姗姗放心地结束了上门服务。如今宝宝5个月了,在努力追赶足月宝宝;爸爸也重新投入工作;哥哥在学校努力学习,期待着和妹妹的见面;在天堂的妈妈看到这一切,是否会露出欣慰的笑容?

小知识

1. 暂时性甲状腺功能减退:新生儿甲状腺功能TSH升高,临床早期多出现生理性的黄疸加重,可以看到吸吮困难、少哭、多睡、腹胀、便秘、呼吸减慢、怕冷、体温低、少汗、脉搏减慢、血压偏低、心率慢,TSH明显升高就可以确诊甲状腺功能减退症。通过甲状腺激素的治疗,TSH恢复正常,称为暂时性甲状腺功能减退症。

2. 高乳酸血症:一般在血浆中的乳酸正常值为0.5~1.5 mmol/L之间,如果数值大于2,临床上多称为高乳酸血症。常见于危重病人低灌注和缺氧因素的影响,或者是肝功能下降,导致乳酸代谢异常。

19. 章 鱼

小患者档案

胎龄30周,出生体重:895克。

入院诊断:早产儿、超低出生体重儿、新生儿黄疸、新生儿感染、血小板减少症、脑出血、早产儿贫血、双侧脑室增宽、粒细胞减少症。治疗88天,体重增长至2 080克。

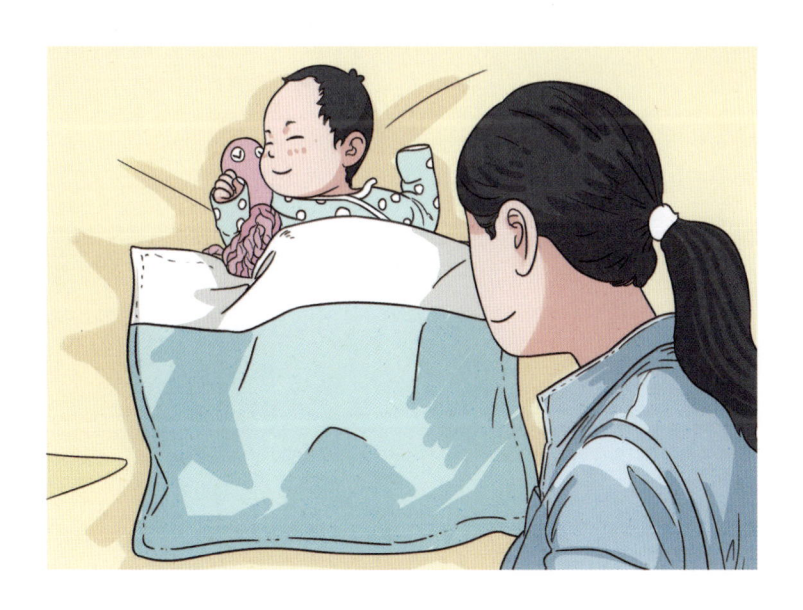

上课的音乐响过了,林老师悄无声息地站在六(六)班教室后门口,生气地拉着脸,大家没有进入上课状态,依旧开心地聊天,甚至有调皮鬼跑到前门向外张望。林老师故意咳嗽了一声,教室里立刻安静下来,快得让人怀疑刚才的吵闹声是错觉。

"讲啊,闹啊,接着来啊。六年级了,还不知道打铃该静息吗?要不要去一年级参观一下。"林老师生气地说着,走上讲台,"本来今天要给大家讲个故事,可是你们这样的表现,配听故事吗?"

"错了,林老师,我们错了。"

"林老师,您最漂亮了,故事挺配我们的。"

"林老师,您今天不讲故事我们会失眠的。"

大家七嘴八舌地哀求林老师讲故事。

"好吧,看在你们知错就改的份儿上,我们讲故事,请大家看屏幕。"林老师说着,打开多媒体,"今天故事的主人公是一个叫静熙的小宝宝,大家看,这就是静熙。"

几个快嘴的孩子刚想用"静熙"和"静息"皮几句,可一看到大屏幕上的图片,全呆住了。图片上是一个小婴儿,却和大家平时看到的婴儿不大一样。她实在太小了,皱巴巴的小脸,紧闭着双眼,两只小手握着拳头放在头的两边,躺在一只手掌上。参照小婴儿,这手掌仿佛巨人之手,而小宝宝是来自安徒生笔下的"小人国"。

正当大家纳闷的时候,林老师开口了:"俗话说,十月怀胎,你们在妈妈的肚子要待上9个半月才来到这个世界上,所以你们都是健康的孩子。而这个宝宝呢,没在她妈妈肚子里待够时间就出生了,体重仅有750克,对,就和这瓶矿泉水一样重。"

"天呐,这也太轻了,太小了。"一个女生情不自禁地叫起来。

"是的,这是一个超早产低体重的宝宝。"林老师继续说,"更可怜的是,她一出生就被遗弃在福利院门口……"

"啊——她的爸爸妈妈是什么人啊?这么狠心!"

"虎毒还不食子呢,这样的父母连动物都不如。"

19. 章鱼

大家七嘴八舌地谴责这对不负责任的父母。

林老师抬抬手,示意同学们安静下来,接着说:"幸运的是,春苗基金会小花项目的工作人员接到福利院的电话,立刻召开紧急会议,决定把这个早产宝宝尽快接到北京治疗。几个月前,这个早产宝宝来到了春苗基金会'小婴儿之家',有了这个好听的名字——静熙。经过短暂的休息后,已经送进了中国人民解放军第七医学中心附属八一儿童医院。医生诊断宝宝新生儿黄疸、血氧很低……安排住进了新生儿重症监护室进行特护照料……"

不知是谁带头,大家鼓起掌,为可怜的小静熙得到了救治感到高兴。

林老师也很感动,声音有些哽咽:"还好,静熙暂时没有生命危险,但是她的状态非常不稳定,必须靠呼吸机来辅助呼吸,吃奶也不耐受,有些腹胀,还需要继续监护和治疗。当然,小静熙是非常坚强的,住院十天后顺利撤掉了呼吸机,还能正常吃奶了——虽然吃得很少很少……在医院住了60多天后,静熙的各种状况已经平稳了,体重也长到2 150克,达到了出院标准,就被接回了春苗小婴儿之家,接受护理员阿姨们的精心喂养和照料……"

"林老师,我们能为小静熙做点什么?"班长的问题又引起大家的议论。

"我们给静熙捐钱吧,用我的压岁钱。"

"我想给小静熙买个漂亮的布娃娃。"

"我想……"

林老师从讲台下面提出一个大袋子,说:"我给大家讲这个故事,就是想发动大家为静熙以及像静熙一样的宝宝做点事情。丹麦临床研究表明:钩织章鱼玩偶可以对早产宝宝起到很好的安抚作用,因为早产宝宝最缺乏安全感。"林老师从袋子里拿出一个毛线钩织的五颜六色的章鱼,边舞弄着边说,"你们看,当宝宝触摸到柔软的棉线触须,如同曾经在妈妈肚子里触碰脐带一样,仿佛回到了出生以前,感到又安全又舒适,而这样的感觉可以帮助这些柔弱的宝宝保持呼吸心跳平稳、体温恒定、睡眠安稳……"

"哇！好神奇的章鱼啊。"一个同学大声说，"我们给小静熙买章鱼宝宝吧。""是的，我提议在我们班开展为早产宝宝捐赠章鱼的活动。"林老师说，"不过，这是需要我们亲手钩织的哦，每个同学领一个材料包，大家利用劳动课的时间制作。""啊——我们不会啊！"男生们纷纷露出难色。"没事的，劳动老师会教你们，而且里面有详细的说明书，实在手笨的就求助妈妈，怎么样？"林老师说完，给每个人发了材料包。

半个月后，22只小章鱼制作完成，有的精致完美，有的笨拙可爱，它们承载着孩子们的爱心，被林老师送到了春苗基金会，希望可以去陪伴更多的早产宝宝。

小知识

脑室内出血：新生儿由于缺氧、感染、颅内出血或先天发育等原因可导致脑室内出血，分为Ⅰ～Ⅳ级，部分可发展为脑积水，部分可随头围增长后恢复正常。

粒细胞减少症：外周血中性粒细胞计数低于 $1.5 \times 10^9/L$。

20. 追赶

小患者档案

胎龄29周+5天,出生体重强强920克,状状1000克。

入院诊断:超低出生体重儿、出生宫内感染胎粪吸入综合征、有短时间窒息、呼吸暂停、电解质紊乱低钙血症、低钾血症、新生儿黄疸、新生儿贫血、动脉导管未闭住院治疗66天,体重增长到2 000克和2 100克,医生评估符合出院条件。

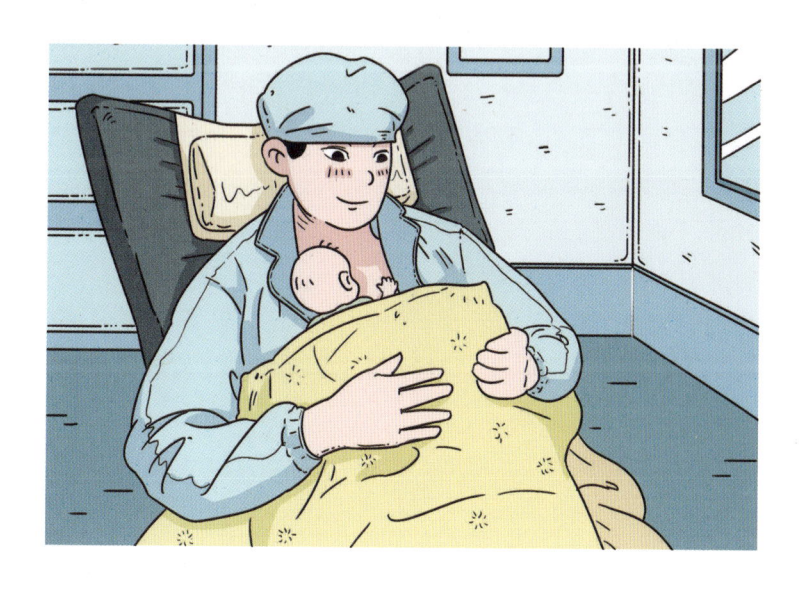

我来到你的世界——20个早产宝宝的生命故事

　　小溪潺潺流淌，是为了追赶大海的脚步；秋叶翩翩起舞，是为了追赶风儿的奔跑；雪花纷纷飘落，是为了追赶春天的气息；强强和状状的努力，是为了追赶小伙伴的成长。

　　这一年，北京的冬天来得特别早，才进入11月，还没有开始供暖，寒风就裹挟着绵绵细雨袭来，笼罩了整个天地。而在城市的一隅，有一个小小的窗口却透出橘黄色的光，屋里更是温暖如春，这就是强强和状状的家。为了打造这个干净卫生、恒温恒湿的家庭暖房，爸爸妈妈可是花了不少心思——空调全开，加湿器加湿，温度基本控制在27℃左右，湿度60%~70%……今天，他们好激动，因为强强和状状要回家了。

　　宝贝们终于可以回家了，妈妈的心激动得怦怦直跳，她对准备出门接孩子的丈夫说："我等你们——回家。"她搬了一把椅子放在窗前，眼睛一眨不眨地盯着那条小路，她想早一秒看到亲爱的孩子。

　　记得一年前，她也是这样看着小路上来来往往的行人和车辆，然后，她看到了丈夫匆匆的身影，连忙等在门口，兴奋地举着化验单给他看："你要当爸爸了！我怀孕了！"

　　他先是一愣，随即紧紧抱住她，把一切融入深情的一吻之中。更让他们激动的是2个月后的产检，医生告诉他们，她怀的是一对双胞胎。

　　孩子在她的子宫里慢慢长大，也给她带来了种种不适：胃口差、不停地呕吐、时而失眠时而嗜睡……丈夫看着她的样子好心疼，让她辞职在家休息，她总是虚弱而温柔地说："不行的，我们要养2个宝宝呢，多赚点钱才行。"他们在心里不停地描绘着四口之家幸福的模样，他们以为，日子会沿着这样的轨迹快乐滑行。

　　然而，9月7日晚上，怀孕27周的妈妈突然腹痛，而且越来越严重，爸爸赶紧把她送进了医院。一个接一个的坏消息如晴天霹雳，把还沉浸在幸福之中的小夫妻俩炸晕了：孩子可能会早产，会有一系列并发症，这么小的孩子存活养育是很难的，很可能人财两空……夫妻俩来不及犹豫，坚定地表示，无论如何都不会放弃孩子。

　　9月10日，孩子终于出生了，2个男孩，哥哥920克，弟弟1 000克。

20. 追　赶

在产房门口,爸爸用颤抖的手给孩子们拍了人生中第一张照片,孩子马上转到了一家条件更好、更专业的儿童医院。

爸爸妈妈看着照片上弱小的孩子,心痛不已,时刻都虔诚地祈祷:宝贝,你们要努力哦,努力追赶小伙伴!医生告诉他们,早产儿尽可能要在2岁前追上足月的小伙伴,首先是身高体重追上,然后是运动能力、语言能力和智力水平的追赶。他们给孩子起名:强强、状状,希望他们身体强壮、文武双全、状元及第。

父母和子女的心是相通的,强强和状状如爸爸妈妈希望的那样努力追赶小伙伴,他们用1个月的时间在保温箱里度过了危险期,今天,体重已经达到了2 200克和2 150克,终于可以出院了。

铅灰色的天空低低地压下来,强强和状状的妈妈的心却没有随之低沉,小路上出现了那辆熟悉的车子,把她从回忆中拉回来,孩子们真的回家了!

照顾孩子们的日子是辛苦的忙乱的,却也绝对是幸福的快乐的。有一天,爸爸学习别人的经验,做起了袋鼠式护理——把宝宝挂在胸口,爱和温暖就这样传递给孩子,那强健的心跳似乎在告诉孩子:追赶!努力!

是的,爸爸的心跳声,对于孩子来说,是最最美妙的音乐。

妈妈虽然身体还没有恢复,但还是竭尽全力地照顾2个宝宝,对于孩子的每一餐什么时候喂、喂多少,都精确到分计算到克,"科学""精心"是他们的原则。不知不觉宝贝们回家2个月了,看着他们的体重"4 800克"和"4 850克",夫妻俩喜极而泣。虽然他们还没有追上足月的小伙伴,但差距已经在慢慢缩小了。

强强和状状6个月了,爸爸妈妈开始送他们去康复中心,每周做2次康复运动。两个小家伙特别配合,很少哭泣,阿姨们都喜欢他们。有一次,刚要出门去康复中心,下起了瓢泼大雨,妈妈打起了退堂鼓:"请一次假吧。"

爸爸犹豫了一下,坚定地摇摇头:"不行,如果我们今天因为下雨请假,下次又会有很多的理由请假,我们坚持一下,好吗?"

妈妈当然同意了,他们用雨衣雨伞给孩子们万无一失的双重保护,直奔康复中心。就这样,他们坚持了8个月的康复训练,没有缺席过一次。

当然,强强和状状也没有辜负父母的付出。1岁的时候,他们已经追赶上足月的小伙伴,他们去照了一张全家福,照片上,每个人都笑靥如花。

小知识

1. 胎粪吸入综合征:是因在宫内或产时胎儿吸入混有胎粪的羊水,生后出现呼吸窘迫为主要表现的临床综合征。

2. 动脉导管未闭:是指本应在生后不久即应关闭的动脉导管仍持续开放。当导管水平血液左向右分流时,出现缺氧、酸中毒、呼吸暂停、四肢末端灌注不良等表现。